夢を叶える訪問看護

加藤祐一
KATOH YUICHI

幻冬舎 MC

プロローグ　病棟での「看護がつらい」と思ったあなたへ

効率ばかり求められ、やりがいを感じられない病棟勤務

患者の治療・療養をサポートして心身の回復や社会生活への復帰を支援する看護師は、人の命を預かるという重い責任はありますが、とてもやりがいのある職業です。現在働いている看護師のなかには、専門的な技術や知見を活かして患者に寄り添ったケアを行える点に魅力を感じて、その道を志した人は少なくないはずです。

しかし実際に病棟で勤務する看護師のなかには、患者に十分なケアを提供できていないと悩んだり、過酷な労働環境や人間関係などの問題からモチベーションが保てなくなったりして退職してしまう人が多くいます。

病棟勤務の場合、看護師1人が多くの患者をみることが当たり前です。急性期の一般病棟であれば常勤の看護師1人あたり10人の患者をみる10対1の配置基準がありますし、急性期以外でも13対1といった配置があります。また、限られた病床で多くの患者をみようとすればどうしても重症度が高い人に人手や時間を多く割くことになり、それ以外の患者一人ひとりへの対応は手薄にならざるを得ません。

そのため看護師は患者一人ひとりに対して十分な看護・ケアをするのが難しくなります。患者にもっとこうしてあげたい、と思っていても時間的・物理的に対応できず、患者の健康と幸福に貢献できたというやりがい・達成感は得にくいのが現実です。

また病院は医療機関としての性質上、病気の治療や延命を最優先に考えなければならないため、時には患者の希望に沿わない医療を提供せざるを得ないこともあります。例えばがんの終末期の患者が家に帰ることを望んでいても、最期まで病院でできる限りの治療が行われることは少なくありません。

患者に寄り添いその生活を支えたいという熱意をもって看護師になった人は、そのような病院での医療のあり方を目の当たりにしたとき、自分の理想とする医療と現実とのギャップに苦しむことになるのです。

激務や夜勤の負担が大きい

また病棟で勤務する看護師は、膨大な業務をこなさなくてはならないため日々のスケジュールに余裕がなく、ろくに休憩を取れないことも日常茶飯事です。さらに、ナースコールの対応も行わなくてはいけません。決められた業務をこなすだけでも精一杯なうえ突発的な業務への対応まで求められることで、看護師は肉体的にも精神的にも疲弊してしまうのです。

仕事の忙しさは病院や診療科によって違いますが、特に忙しい現場では激務に耐えられずに辞めていく職員が後を絶たないため慢性的な人手不足になり、看護師1人あたりの負担がどんどん重くなる悪循環に陥ります。

さらに世間では働き方改革が叫ばれる今も、24時間体制で入院患者のケアや急患対応をしなければならない病院では、長時間にわたる夜勤はなかなか解消されません。日勤と夜勤が2交代の場合、夕方から翌朝9時までの16時間勤務になります。

週に1回は夜勤が入るようなシフトでは仕事とプライベートの両立が困難で、特に小さい子どもがいる場合、子育てをしながら仕事を続けるのは負担が大きいです。実際に、妊娠や子育てを理由に退職する看護師は多いといいます。

退職やモチベーション低下につながる残業

残業の多さも、病棟勤務の看護師にとって悩みの種となります。命に関わる職業なので患者の容態が急変したときなどに残業が発生するのは仕方ないといえますが、それ以外にも人手不足や業務時間外に行われる研修・勉強会への参加などが原因の場合もあります。度重なる残業でプライベートに支障が出たり心身の調子を崩したりして退職を決意した、という看護師は少なからずいるはずです。

また効率的・スピーディーに動くことができず、定時までにやるべき業務をこなせない看護師が頻繁に残業をする、というケースもあります。そのようなケースでは、効率的に業務をこなして定時に帰る看護師たちのモチベーションが低下する恐れがあります。仕事ができる人よりできない人のほうが残業代を支給される、つまり多く給料をもらえることに不満を抱く可能性があるからです。

職場の人間関係にストレスを感じる

病棟勤務の看護師には、職場の人間関係に悩む人も少なくありません。

看護師のなかには患者の命を預かるという緊張感から、ほかの看護師に指示や注意をする際、つい口調が荒くなってしまう人がいます。また激務で心に余裕がなく、同僚や後輩に思わずつらく当たってしまうというケースもあります。

そのような環境では看護師、特に若手は常に、先輩にきつい言葉を浴びせられるかもしれないという不安に駆られ、強いストレスを感じながら仕事をしなければならなくなります。その結果仕事が嫌になったり、心身に不調をきたしたりする可能性もあります。

また育児休暇を取得したのちに復帰することをためらう看護師もいますが、その理由の一つにも人間関係が挙げられます。復帰後には担当する診療科が変わることも多く、その場合は人間関係も一から築いていかなければなりません。仕事のやり方も変わるため、新しい業務に慣れていきながらほかの看護師や医師とうまく付き合っていく自信がもてず、休暇後にそのまま退職をする看護師もいるのです。

病棟以外にも看護師の働く場所はある

このような悩みや不満を抱えながら病棟で勤務している看護師、あるいは心身ともに疲れ果ててしまい退職した人、退職を考えている人に知ってほしいのが、訪問看護師という選択肢です。

訪問看護師とは、患者（利用者）の住まいや介護施設を訪問し、医師や介護士、ケアマネジャーなどと連携して、その人に必要な看護・ケアを提供する看護師を指します。高齢化によって増え続ける国民医療費を抑制するために政府が病床を削減し、病棟の医療を縮小しようとしている現在、自宅や施設で生活する利用者の治療やケアを行う在宅医療や、その分野で働く訪問看護師の需要は増しています。

しかし訪問看護師の道を選ぶ看護師は、現状ではまだまだ少数派にとどまっています。厚生労働省の調査（2020年）では訪問看護ステーションに勤務する看護師は5万1700人余りで、看護師全体の4・9％に過ぎません。その原因の一つとしては、病棟勤務よりもやりがいを感じやすい、働きやすいといった訪問看護の魅力が、まだ十分に知られていないことが挙げられると思います。

訪問看護師の魅力

在宅医療において、訪問看護師は利用者の生活を支えるキーマンといえます。治療の方針を示すのは医師の役割ですが、在宅医が訪問するのは月に1～2回程度で、利用者やその家族と接する時間が圧倒的に長いのは訪問看護師だからです。

介護保険サービスによる基本的な訪問看護では隔週から週に1回程度、看護師が利用者の住まいを訪問します。

1回あたり30～90分滞在し看護や介護、生活支援のアドバイスなどを行ったり、利用者の健康状態を把握してその後の経過を予測したりします。また終末期医療や看取りに関する利用者の希望を把握し家族や医師、介護職のスタッフらに共有していくことも訪問看護師の大切な役割です。

在宅医療では利用者の意思を尊重して、その人の希望に可能な限り沿った治療・看護を提供します。そのため訪問看護師は一人ひとりの利用者にしっかりと向き合って看護を提供できますし、利用者の病状が良くなったり、その人の希望に沿ったケアを行って感謝されたりしたときは、大きなやりがいを感じられます。

つまり訪問看護師という職業は、患者のためになりたいという思いが強い人にぴったりなのです。


また訪問看護師は、もちろん職場にもよりますが、子育て中は早い時間に帰宅できるようにシフトを組むなど、個人の希望やライフスタイルに応じて柔軟な働き方を選べるケースが多いです。

さらに、在宅医療では自宅で生活する利用者を24時間・365日サポートすることが定められているため頻繁に夜間対応があるのではないかと思われがちですが、実際には夜間の出動はそれほど多くありません。日頃から利用者の経過を観察して起こり得るトラブルを予測し、夜間に急な対応が発生しないよう、できる限りの準備をしているからです。

仮に夜間に訪問することになったとしても、1人で何十人もの患者に対応する病棟の夜勤より、はるかに負担は少ないといえます。

このように訪問看護師には、病棟勤務の看護師と比べて働きやすい、仕事とプライベートの両立がしやすいというメリットもあるのです。

看護師がいきいきと働け、利用者本位の医療を提供できる訪問看護ステーションを目指して

私は現在、京都市で訪問看護ステーションを運営しています。

もともとは作業療法士として病棟で勤務していましたが、超高齢社会になり病床が削減され病棟の医療がどんどん効率化・縮小化されていくなかで、本当に患者に必要な医療が提供できているのかという疑問を抱くようになりました。また、患者のためになりたいという熱意をもったスタッフが理想と現実のギャップや労働環境などの問題に悩み退職していく病棟勤務の現実に憤りを覚えたのです。

真に患者に寄り添った医療・看護を提供したい、意欲のあるスタッフが高いモチベーションを保ちながら長く働ける労働環境をつくりたいと考えるようになった私は、病棟を辞め自ら医療・看護サービスを提供する事業所をつくろうと決心しました。一スタッフが病棟の方針や風潮を変えることは難しいため、それならば自分で事業所をつくり理想の実現を目指すほうがよいのではないかという考えに至ったからです。そこで、同じ志をもった理学療法士とともに、２０１４年に訪問看護ステーションを開設したのです。

とはいえ、自分たちの理想とする訪問看護ステーションをつくり上げるのは容易ではありませんでした。ステーションを開設した当初は、訪問看護師たちとうまくコミュニケーションを取れないなど、さまざまな紆余曲折がありました。

しかしフォロー体制の構築や福利厚生の充実を図るなど、さまざまな取り組みを経て、現在では訪問看護師たちが仕事とプライベートを両立させながらいきいきと働ける労働環境を整えることができています。そしてそのような環境で働く訪問看護師たちは、やりがいをもって利用者一人ひとりに真剣に向き合い、その人が必要とする看護・ケアを提供しようと日々努力してくれています。

もちろん、現在の私たちのステーションが完璧だとは思っていません。しかし訪問看護師がいきいきと働ける職場づくりをしたことで、私たちが理想とする真に患者に必要とされる医療・看護の実現に、自然と近づいているという実感があります。


本書では私たちの訪問看護ステーションで働く7人の訪問看護師に焦点を当て、彼女たちが高いモチベーションをもって、利用者に寄り添いながらいきいきと働く姿を描きます。

病棟勤務を続けることに不安を感じる看護師、病棟を退職して再就職に悩んでいる人に、本書を通して訪問看護の魅力を知ってもらえたら、著者としてたいへんうれしく思います。

夢を叶える訪問看護　目次

［visiting nurse story ①］

理想の看護を実現

病院看護では実現不可能な、一人ひとりの患者に寄り添う看護ができる

病院では自分のやりたい看護をできない

●Yさん（30代・訪問看護歴5年）

私は看護学校を卒業したあと大学病院で8年間勤め、混合病棟（泌尿器科、呼吸器外科、皮膚科、救急科など）や循環器内科など、さまざまな診療科を経験しました。働き始めた当初は、看護師として早く一人前になるためとにかく目の前の仕事を必死にこなす毎日でした。

自分なりのペースで働けるようになってきた頃、私は病院での働き方に疑問を感じるようになりました。そのきっかけは、若いがん患者の看取りを経験したことです。

その人は旅行が趣味の36歳の男性で、大腸がんを患っていました。32歳で発症し病院で手術を受けたのですが、3年後にがんが再発したのです。再発後は入院して放射線療法や薬物治療などを続けていたのですがだんだんと病状が悪化し、36歳の夏に、余命2カ月と宣告されました。がん治療は大きい効果が見込める治療ほど副作用も強く、患者の気力・体力を奪います。病院の患者はそのような治療のつらさに耐えきれなくなったり、がんが進行してもう治る見込みがないと悟ったりして、治療をやめたいと考えるようになることがよくあります。

その男性患者も、入院当初は前向きにがんと闘おうとしていましたが、治療を続けるうちにひどい倦怠感や食欲不振、吐き気などに悩まされるようになりました。衰弱した彼はベッドから起き上がるのもつらそうでしたし、食事が満足に取れないため体重は数日で5kg近く落ちてしまったのです。

闘病生活を始めた頃の彼は笑顔を見せることが多く、私に旅行の思い出などを楽しそうに語ってくれていましたが、副作用のつらさと良くならない病状にだんだんと生きる気力をなくし、塞ぎ込むようになっていきました。旅行の話をすることも笑顔を見せることも減り、もう治療をやめたい、自宅に帰って残された時間を穏やかに過ごしたい、という思いを口にすることが増えていったのです。

けれども病院は患者の命を救うことを目的とする場所なので、何よりも治療が優先されます。患者がどれだけ家に帰りたいと言っていても、医師や看護師は最期まで治療を続けるしかないということが多くあるのです。

私も、治療がつらいと訴える彼に対し「治療を続けていったらきっと良くなりますよ」「一緒に頑張りましょう」と声を掛けることしかできませんでした。そしてそのたびに彼から、

「頑張って治療を続けたって、どうせ意味はないですよ」

と言われたのです。

私はいつも「そんなことありませんよ」と返しながら、苦しむ患者に対して何もしてあげることができない自分に、無力さを感じていました。

彼が静かに息を引き取ったのは、その年の秋のことです。亡くなる間際まで、彼は治療のつらさを訴え自宅に帰りたいと話していました。

彼を看取ったあと私の頭のなかには、果たして彼は自分の最期を満足して迎えられたのだろうか、家に帰りたいという願いが果たされず無念だったのではないかという思いが浮

かび、拭い去ることができませんでした。

私はやがて、彼のように苦しむがん患者の支えになりたいと考えるようになりました。そして大学病院勤務の後半の数年間は、がん終末期の緩和ケアに積極的に関わるようになったのです。

しかし治療や延命が最優先で行われる病院の中では、患者の訴えや希望を聞いてもそれらに応えることが難しく、なかなか自分の思うような看護ができませんでした。病院は患者本位の看護、自分のやりたい看護ができる場所ではない――病院での勤務を続けるうちに、私の心のなかではそのような思いが強くなっていきました。

患者の意思を尊重した看護ができる

そんなときに思い出したのが、学生時代の実習で行った訪問看護の現場です。

実習で出会った訪問看護師がいきいきと働いていたのが、私のなかで強く印象に残っていました。また、その看護師が利用者やその家族の悩みや要望を細かく聞いたうえで指示やアドバイスを行っていたのも覚えています。

訪問看護なら自分の目指す患者に寄り添った看護ができるのではと思った私は、病院を退職して訪問看護ステーションで働くことを決意しました。そして自宅から近く、スタッフが仲良さげで働きやすそうな雰囲気のステーションに転職したのです。

実際に訪問看護の現場で感じるのは、利用者本人を尊重した支援ができる楽しさです。例えば病院の看護であれば、血圧や血糖などの管理のために食事をはじめ、患者に多くの我慢を強いなければならないことがほとんどです。患者は好きなものを食べたり、好きなことをしたりする時間をもつことができないまま、転院や看取りになるケースも多々あります。

けれども訪問看護では利用者が常に中心です。

私が担当した70代のある利用者は末期の肺がんを患っていました。以前からせきや息切れ、呼吸困難があったそうですが、喫煙や加齢が原因だろうと思ってそのままにしていて、気づいたときにはがんが進行していたそうです。病院で一定の薬物療法を受けたものの回復は見込めないということで、病院からの紹介で在宅での緩和ケアを行うことになりました。

その人はもともとヘビースモーカーでした。入院中は当然禁煙を強いられていたのですが、自宅に戻って生活を送るなかで、私が「ここは○○さんの家ですから、やりたいことがあったら遠慮なく言ってくださいね」と伝えると、その人は「息は苦しいけれど、またたばこを吸いたい」と言うのです。

在宅であっても、呼吸機能が落ちていて在宅酸素療法をしている人がたばこを吸うのは、決して良いこととはいえません。またこの人は一人暮らしで、喫煙は火事のリスクにもなり得ます。

しかし本人の意思を尊重し、その人らしく安心して暮らせることを最も重要視するのが在宅での看護方針です。そこで在宅医とも相談をして、1日1回、看護師や介護スタッフがいるときであれば喫煙もOKということにして、安全に生活を続けられるように見守っていきました。

結局、その人は亡くなる数週間前まで喫煙していましたが、昼食後などにおいしそうにたばこを吸っている姿は、とても穏やかで幸せそうでした。自宅で暮らしているからこそ、最期が近くなった時期でも豊かな時間をもてたのではないかと感じています。

訪問時間をどう使うか、看護師の腕の見せどころ

病院勤務をしていたときは、一人ひとりの患者に対してやってあげたいことがあっても、なかなか実現することができませんでした。

それに対して今は、1回の訪問で30～90分という決まった時間内ではありますが、一人の利用者に集中して向き合うことができます。定期的に訪問するなかで、今日のこの訪問時間をどう使えば利用者やその家族にとって有効な支援になるのか、自分で計画を組み立てることができるので、看護師にとっても自律的にやりたい看護ができる環境だと思っています。

訪問看護は利用者の生活のなかに入っていって支援をするので、利用者本人とも、介護を担う家族とも、自然に関係が深まります。

時には終末期医療や看取りの方針を巡って、本人と家族で希望が異なることもあります。年を取って病気を抱えながら生きてきた本人は治療を継続せずそのまま最期の時を迎えたいと思っていても、家族はなかなかそれを認められず、治療や延命措置を希望するケースなどです。そういう場合は、訪問看護師が本人と家族の間に入って一緒に考えていくようにしています。

定期的に訪問しながらそれぞれの利用者の思いに十分に耳を傾け、本人も家族も互いに納得できる着地点を見いだせるように援助していくのは、訪問看護師だからこそできることです。

何よりも患者のためを一番に考えたいという看護師にとって、訪問看護はとても魅力とやりがいを感じられる仕事なのです。

〈解説〉訪問看護はやりがいを感じやすい

まだまだ少ない訪問看護師

病院での働き方や看護方針に疑問を感じ、訪問看護の道を選ぶようになった看護師は少なくありません。

看護業界では常勤看護師の10人に1人が離職するという状況が長く続いており、厚生労働省の調査では毎年離職する看護師は約16万人に上ると推計しています。また日本看護協会「ナースセンター登録データに基づく看護職の求職・求人・就職に関する分析（2019年度）」によると、現在看護師として働く人が今の職場を退職したい理由としては「看護職の他の職場への興味」が13・6％と最多で、特に20代から30代前半という若手では20％前後と一段と高くなっています。

同時に若手看護師は「自分の適性・能力への不安」「上司（看護管理者等）との関係」「自分の健康（主に精神的理由）」などを、退職を考える理由に挙げる人がほかの年代よりもずっと多くなっています。病院勤務の若い看護師の多くが身体的・精神的に大きな負担を感じながら働いている様子がうかがえます。

とはいえ転職先として訪問看護師を選ぶ人は決して多くありません。もともと看護師の勤務先は多岐にわたります。病院といっても病床数や病院機能、診療科によってもさまざまな違いがありますし、病床をもたない診療所も全国に多数存在します。そのほかに介護老人福祉施設（特養）や有料老人ホームといった高齢者向けの介護・福祉施設もあります。そのなかで転職先として訪問看護ステーションを選ぶ看護師はまだまだ少ないのが現状です。

また一口に訪問看護ステーションといっても、さまざまな事業者が存在します。2022年4月1日時点で全国の訪問看護ステーションの数は1万4300に上ります。私たちの拠点がある京都府内だけでも、370余りの事業所が稼働しています。訪問看護ステーションの職員数は平均すると2019年10月1日時点で7・6人（常勤換算）で、地域の中核病院などと比べても事業規模も小さく、職場によって職員数や雰囲気、得意とする分野、看護・介護の方針などもそれぞれ異なっています。

けれども、病気や障害によって困難な状況にある人のためにできることをしたいと考える熱意ある看護師にとって、訪問看護はとてもやりがいのある仕事です。年齢や経験にかかわらず、看護師が主体的に仕事をし、輝くことができるのが訪問看護の現場だと私は思っています。

病院での看護と訪問看護との違い

病院での看護と訪問看護の最も大きな違いは、病院では決まったシステムのなかでの治療が優先され、それに患者本人だけでなく医師や看護師も従わざるを得ないのに対し、訪問看護は利用者を中心にして、看護師も自分のやりたい看護をできるということです。

効率が求められる病院では多くの場合、看護師は時間内に正確にミスなく業務をこなすことを求められ、個々の看護師に患者のためにこんな看護をしたいという思いがあっても、それを反映する余地はほとんどありません。

さらに治療を必要とする人の大半が高齢者ですが、高齢者は糖尿病や心不全、呼吸器疾患などの慢性疾患を抱える人が多く、数週間から1カ月程度の入院治療ですっきりと治るケースはほぼありません。退院したあとにこそ、長期にわたる療養や生活管理が必要になるのです。

しかし病院で働く看護師は、退院後の経過や心身の回復の様子を知ることができません。また患者との信頼関係を深める時間もなかなか取れず、それらの理由から看護師としてのやりがいを感じにくくなっている側面があります。

それに対して訪問看護師は、病気や障害をもった人が住み慣れた自宅や地域で、その人らしく生活を送れるように支援するのが仕事です。いつも治療を優先するのではなく、利用者がどこでどのような生活を送りたいかという希望をふまえ、支援の方法を考えていくのが訪問看護師の役割です。

訪問看護師が行う主な業務

訪問看護について、自宅での看取りを目的としたものと思っている人が一般の人にも医療関係者にもよくいます。確かに訪問看護師の業務のなかには看取り支援も含まれますが、決してそれだけということはありません。

訪問看護（在宅医療）を利用できる対象者は、自力での通院が困難な人です。大きな病気はなくても関節痛などで通院が難しくなった高齢者も対象ですし、事故で大きなけがを負った人や神経難病などの若い世代、子どもの利用者もいます。

そのような病気や障害によって日常生活が困難になった人の自立を促すことや、健康状態が悪化しないように本人や家族を含めた環境に働き掛けることも大切な業務です。その点においては、病院での看護と訪問看護とで看護業務そのものの内容が大きく変わるわけではありません。

訪問看護師の主な業務としては、健康観察や褥瘡予防・処置、ターミナルケア、服薬管理、排便コントロール、介護予防などが挙げられます。健康観察では病気や障害の状態の確認、血圧・体温・脈拍などのバイタルチェックといったことを行い、褥瘡予防・処置では褥瘡防止のため生活環境を整えたり介護指導を行ったり、褥瘡ができた箇所の手当てをしたりします。ターミナルケアの業務はがん末期から終末期の人が自宅で過ごせるように支援するためのもので、生活支援や栄養管理、疼痛管理などです。また介護予防としては転倒や運動機能の低下を防ぐアドバイスを行います。

そのほかにも医師の指示による医療処置や医療機器の管理、利用者家族への介護支援・相談対応、認知症ケア、療養上の世話、在宅リハビリテーションといった業務があります。利用者の訪問のほかにかかりつけ医や訪問薬剤師、訪問歯科医師、ケアマネジャー、ホームヘルパーといった医療・介護の専門職、行政などとの連携を行うのも訪問看護師の役割です。

1日の訪問件数は4～5件

訪問看護師の基本的な働き方としては1日あたり4～5件、利用者の住まいを順に訪問し、1回あたり30～90分間（最も多いのは60分）の看護ケア、生活支援、相談業務などを行います。

私の訪問看護ステーションに勤務する看護師は、朝出勤したら前夜までの連絡などを確認し、その日の訪問の準備をします。ステーションによってはスタッフがそろって朝のミーティングを行うところもあります。

その後、午前の訪問（平均1～2件）に出発します。移動手段は地域や事業所の方針にもよりますが、車や自転車、原付バイクなどです。午前の訪問が終わったらステーションに戻り、昼食・休憩を取ります。

昼休憩を取ったあとは午後の訪問です。午後の訪問件数は平均して2～3件で、訪問を終えてステーションに戻るのは夕方17時頃です。ステーションに戻ったらその日の記録作成やスタッフとの情報共有、かかりつけ医などへの連絡等を行って退勤となります。電子カルテや看護記録をクラウドで共有している事業所では、専用タブレットで簡単に記録作成や情報共有をすることが可能です。

訪問看護は残業があまりないのが特徴です。ただし訪問看護ステーションは24時間365日の対応が原則となっているため、夜間オンコールへの対応があります。オンコールの頻度は事業所によって異なりますが平均して月4～6回で、電話での対応で済むケースもあるため、実際に訪問が必要になるのは月数回程度です。

一人の利用者とじっくりと深く関われる

利用者宅を訪問する看護師は1人です。各利用者に対して60分などのまとまった時間をかけて1対1で関わることで、一人ひとりにじっくりと向き合うことができます。

訪問の頻度は週に1回や2週間に1回など利用者によって異なりますが、定期的な訪問が場合によっては数年～十数年と長く続くこともあります。それによって看護師と利用者という関係を超え、まるで家族の一員のような絆ができることも珍しくありません。利用者やその家族から感謝の言葉をもらうことも多く、それが訪問看護師にとって一番の喜びになっています。

また薬を飲み忘れて溜めていないか、毎日の食事をきちんと取れているかといったことは病院でも確認できますが、利用者宅を訪問すると本人の様子だけでなく室内の状況などからも多くの情報を得られます。普段と何か変わったところはないかや自宅で暮らすうえで困っていることはないかなど、細かい生活状況を把握して必要な支援を考えることは、まさに看護師の専門性を活かせる仕事です。

時には訪問看護師が健康観察やケアをしている間に、利用者が昔の思い出話をしたり、家族にも言えないような胸の内を語ったりすることもあります。特に終末期医療の考え方や看取りの方針などについては、高齢者が家族に迷惑をかけたくない、悲しい思いをさせたくないという気持ちから、本音を表出できないことがあります。そういうときに、利用者の心の奥の思いにしっかりと寄り添い、本人や周囲に対して根気強く支援をしていけるのは訪問看護ならではのやりがいです。

担当制で一人ひとりに責任をもって対応

訪問看護ステーションによっては、1人の利用者に対し複数の訪問看護師が入れ替わりで訪問することもあります。そのような方法であれば利用者や看護師の希望が変わっても勤務シフトを柔軟に組めるというメリットがあるので、事業所にとっては効率的です。

けれども、利用者を第一に考えると、いろいろな看護師が入れ替わりで来ることに不安を覚える人は少なくないはずです。前の看護師と次の看護師で少しでも行き違いがあれば、安心してケアを任せられなくなりますし、看護師にとっても責任の所在が分かりにくく、混乱やほかの看護師への不満が生じやすくなります。

そこで私の訪問看護ステーションでは、利用者1人に対し、担当の訪問看護師を決めてその担当者がいつも関わるようにしています。定期的な訪問看護はもちろん、かかりつけ医やケアマネジャー、連携病院など関係機関への連絡等もすべて担当看護師が中心となって行います。何か突発的なことがあれば代わりのスタッフが訪問することもありますが、その際に責任をもって利用者の情報やその回の訪問で行いたいケアなどについて、具体的に指示をするのは担当看護師です。

決まった利用者を担当することで、この利用者のことをいちばん知っているのは自分である、この人のために何ができるかを考えたいという意識をもつことが看護師自身の成長にもつながっていきます。

プライベートの付き合いを通して利用者に対する理解を深める

私の訪問看護ステーションでは訪問看護師が担当の利用者とプライベートで会うこともOKとしています。これは、病院はもちろん一般的な訪問看護ステーションでもあまりない、珍しい方針です。

病院等で個人的な付き合いが禁止されているのは、公私の区別がないと看護師が感情移入をし過ぎて専門職として冷静な関わりができなくなる可能性がある、看護師の精神的・身体的な負荷が増えて燃え尽き症候群などにつながりやすくなる、などの理由からではないかと思います。

私たちも際限なく、いつでも公私の区別なく利用者と付き合うことがいいと考えているわけではありません。看護師にもプライベートな生活があり十分な休養も必要です。しかし、担当する利用者が家族とご飯を食べに行くとか花見に行くといった機会があって、看護師が行きたいというときは個人として参加してもいいことにしています。

それは利用者の生活における別の面に触れることで、訪問看護の時間だけでは分からない、利用者の一面に触れることができ、利用者理解につながると考えているからです。生活に満足しているという人でも外に出たら家にいるときよりも笑顔が増えるなど、看護師が気づかされることはいろいろとあるものです。

私のステーションでは利用者の人生を共に歩むという理念を掲げていますが、このようなことが理念の実現につながると考えています。また看護師として地域で働く醍醐味の一つでもあります。

そうした意義からも、訪問時間以外の個人的な付き合いを一律に禁止とするのではなく、もっと柔軟に、担当の看護師が行きたいとき、行ったほうがいいと考えるときはそれを尊重できるかたちにしています。

看護師の「こんな看護をしたい」を応援

フローレンス・ナイチンゲールは「看護とは、新鮮な空気、陽光、暖かさ、清潔さ、静かさを適切に保ち、食事を適切に選択し管理すること、こういったことのすべてを、患者の生命力の消耗を最小にするように整えることを意味すべきである」と述べています（湯槇ます他訳『看護覚え書』現代社）。

病棟勤務であれば、そのような看護を行うためにすでに決まったやり方があります。しかし訪問看護はそうではありません。一人ひとりの利用者の健康状態も異なりますし、おかれている環境も違います。

広い自宅で家族が世話をしてくれる人もいれば、古いアパートで認知症を抱えながら一人で生活をする人もいます。それぞれの利用者にどのような看護・ケアをしていけばいいのか、看護師が一つひとつ考えなければなりません。

そこで私たちは、看護師から利用者のためにしたいことについて相談を受けたときは、できるだけ否定せず後押しすることにしています。

看護師たちが担当の利用者に関わるなかで、終末期で体力も落ちているがなんとか家族との時間をもてるようにしてあげたいなど、利用者のために叶えたいことが出てきます。けれども制度上の問題などでできることに制限のある病院看護を経験した看護師たちは、行動に移す前からそんなことはできないだろうと諦めていることがよくあります。看護師はやりたいことがあっても実現することが難しいという病院看護の実情が、看護師の能力発揮の妨げになってしまっている可能性があります。

訪問看護の仕事にも当然、医療保険や介護保険制度上の制限は存在し、できないことも現実にはあります。それでも前例がないから、何かあったら不安だからやらないというのではなく、どうやったらできるかを考えていくのが私たちのやり方です。

看護師の仕事に限りませんが、人が仕事に意欲をもっていきいきと働いていくためには、自分のやりたいことに挑戦していける環境が必要です。

訪問看護ではそのような環境がつくれるため、看護師はわくわくしながらやりがいをもって働けるのです。

［visiting nurse story ②］

訪問看護初心者へのバックアップ体制

座学、動画研修、オンライン、ミーティングで、現場で直面する課題が解決できる

祖父を介護する両親の姿がきっかけで訪問看護の道へ

●Fさん（20代・訪問看護歴3年）

私が今の訪問看護ステーションに就職したのは、約3年前です。

その前は地域の総合病院に4年ほど勤務していましたが、当時はとにかくやることが多く、決まった仕事をこなすだけで精一杯でした。病院では緊急の対応が入ったりすればどんどんやることが溜まってしまいます。そのため患者に接する時間も十分に取れず、最低限の関わりしかもてません。患者をないがしろにしているように感じ、自己嫌悪に陥ることもよくありました。

また業務の負担が多いだけでなく職場の雰囲気もピリピリしていて先輩も同僚も常に自分の仕事で手一杯という感じで、あまり職員同士が助け合えるような環境ではありませんでした。次第に、この病院は自分が働く場所ではないと感じるようになり、転職を決意しました。

私が訪問看護の道を選んだのは、学生時代に両親が認知症の祖父を介護する様子を間近で見た経験があったからです。

認知症になると記憶障害や判断力の低下などが起こりますが、そのように認知機能が低下することで本人は強い不安を感じるようになります。また、自分の感情をうまくコントロールできなくなるというケースも多いです。そういった状態になると本人がつらいのは当然ですが、介護をする人にも大きな負担がかかります。

実際に私の祖父も、認知症を患うまでは物静かで穏やかな性格だったのに、認知症になってからは不安や感情の高ぶりから毎日怒鳴ったり暴れたりするようになったのです。当時の私はそんな祖父の姿にショックを受けるとともに、介護疲れで日に日にやつれていく両親の顔を見て在宅での介護の大変さを肌で感じました。

転職を決意したときにそのことを思い出し、祖父や両親のような自宅で過ごす高齢者とその家族を支えたいという気持ちが湧いてきたのです。そこで、利用者の在宅での生活をサポートする訪問看護の仕事に就くことにしました。

自分の性格的にも、時間に追われる病院勤務よりそれぞれの家庭で利用者や家族にゆっくり時間をかけて関われる訪問看護師が合っていると思ったので、思い切って転職先を探し始めました。

動画を使った研修で訪問看護の仕事を学ぶ

訪問看護ステーションに転職する際に気になったのは、新人研修などがどうなっているかです。病院では看護師1年目の新人には決まったプログラムの研修がありましたが、2年目以降はこれといった研修はありませんでした。いろいろと調べていると、訪問看護ステーションでも、看護師として勤務経験のある人にはほとんど研修らしい研修がないところもあるようでした。そこで、訪問看護の初心者にもきちんと指導をしてくれるところへ就職したいと考え、いくつかの候補のなかから今の職場を選びました。

私が勤めているステーションでは、事務関係やクラウドソフトの使い方などを動画共有サイトにアップロード（限定公開）しています。これは新人が入職するたびに先輩が同じことを説明する時間をなくして職員の負担を減らすためですが、新人にとっても、きちんと理解できるまで繰り返し学習できるというメリットがあります。実際に私も入職したばかりの頃は、動画を何度も視聴して基本的な業務の流れについて学びました。

また、毎月ステーションで行われている勉強会も録画され、動画共有サイトへアップロードされます。当日勉強会に参加できなくても、後日動画で内容を確認できるのは便利だなと感じました。特に、新型コロナウイルスの感染対策についての動画は何度も確認することができ、安心できました。


看護業務の内容自体は学生のときに習ったことや病院で経験したこととそれほど変わらないと思いましたが、病院と違うのは看護の環境です。病院の場合は、医師や看護師などのスタッフ、そして看護に必要な資材もすべてそこにそろっていますが、訪問看護の場合は、利用者の家に看護師が入って看護をします。

そのためまず利用者の家に上がるときのマナーが必要です。例えば玄関で上着を脱いで靴をそろえて上がるとか、手洗いなどのために洗面所を借りるときは必ず「お借りします」と声を掛けるとか、普通に考えれば当たり前のことですが、病院勤務ではあまり意識しなかったことが意外に多くあります。

また必要な道具や資材にしても、バイタルチェックに使う血圧計や体温計、ハサミやガーゼ、テープのように看護師が自分で持ち歩くものもあれば、その家庭で洗面器やタオルなどを用意してもらって使うものもあるなど、訪問看護ならではのやり方があるのです。そういう基本的なところを動画で確認して、訪問看護の仕事を具体的にイメージすることができました。

研修動画を見て、視聴が終わるとその場にいたリーダーが「何か気になったことや、聞きたいことはある？」と確認してくれて、とても心強く感じました。

疑問や気になったことはすぐに先輩看護師に確認

訪問看護師になる直前の私は、自分が対応できないことがあったらどうしようという不安を抱いていました。

訪問看護師は基本的に1人で利用者宅を訪問します。病院で担当したことのある診療科の看護はある程度の知識がありますが、訪問看護は糖尿病の人も心不全の人も、関節疾患の人も認知症の人も、すべての診療科に対応していかなければなりません。私のように、病院勤務の経験もそれほど多くない看護師でもやっていけるだろうかと不安に思う気持ちはありました。

それをリーダーに相談すると、

「できないことがあるのは当たり前。利用者の状態はチームのみんなが把握しているので、その場であなたができることをやればいい。できないことは医師や先輩の看護師に相談しながら、対応していけば大丈夫」

と言ってもらい、とても気持ちがラクになったのを覚えています。

最初のうちは先輩の看護師に何度か同行してもらったのですが、初めて先輩と訪れたのはIさんという70代の男性の家です。その人は私の祖父と同じように認知症を患っていました。

Iさんは娘と2人で暮らしていたのですが、私が先輩と一緒に初めて訪問したとき、彼は、

「娘にお金を盗まれた！」

と言って、大声でわめいたり暴れたりしていました。もちろん、実際にはお金は盗まれていませんでしたが、彼はそう思い込んでいたのです。

妄想は認知症の人に見られる症状の一つで、何かを盗まれた、配偶者が浮気をしているなどと思い込むケースはよくあります。私はそういうことがあるというのを理解したうえで訪問したのですが、Iさんのあまりの剣幕に、思わずその場で立ちつくしてしまいました。

しかしそのとき、先輩が「Iさん、こんにちは」と言いながらすっと彼の元へ歩み寄りました。そして興奮するIさんを根気強くなだめ始めたのです。彼の話を聞いている間、先輩は終始穏やかな笑みを浮かべ、静かな声で相槌を打ったり言葉を返したりしていました。そのうちにIさんはだんだんと落ちついてきて、やがて普通に会話ができるようになりました。

ステーションに帰ったあと、私はその先輩に謝りました。

「Iさんの家で、全然役に立てずにすみませんでした。Iさんが暴れている姿にびっくりしてしまって、どうしていいか分からずに……」

するとと先輩は笑いながら、

「謝らなくても大丈夫。初めての訪問だったんだし、仕方ないよ。これから勉強したり訪問の回数をこなしたりして、少しずつできることを増やしていけばいいから」

と、温かい言葉を返してくれたのです。そして、相手の言葉をはなから否定するのではなくまず受け入れることや、相手が興奮していても注意しないこと、表情や皮膚の状態といった会話以外の要素からも体調などの情報を読み取るとよいことなど、認知症の人と接する際のポイントを教えてくれました。

私はその後も先輩と一緒に何度かIさんの家に訪問に行きましたが、都度先輩に相談しながら看護を行ううちに、うまく接することができるようになったのです。Iさんが突然感情的になった場面でも冷静に対応でき、帰り際に彼の娘から感謝の言葉をもらったこともありました。

そのほかにも何軒かの利用者宅に先輩とともに訪問したあと、ついに1人で訪問することになりました。そのときはかなり緊張したのを覚えています。ですが利用者やその家族が温かく迎え入れてくれ、すぐに仕事に慣れることができました。また初めての夜間コールのときもやはりドキドキしましたが、リーダーが確認するべきことを教えてくれたうえで困ったことがあればすぐに連絡をしてくるようにと言ってくれたので、無事に乗り切ることができました。一つひとつ体験していくことで、少しずつ自信がついていった気がします。

コロナ禍という初めての事態も、学びながら対応ができた

私が訪問看護ステーションに就職して1年が過ぎた2020年の春からは、新型コロナウイルス感染症の流行に直面しました。病院勤務のときにもまったく経験のないことで、自分がウイルスを運んで感染させてしまうかもしれない、利用者が感染しているかもしれないという不安はかなりありました。

しかし事業所全体のミーティングや勉強会で、感染対策について基本からしっかり学んだことで、十分な対策を講じたうえで訪問をすれば大丈夫だと思えるようになりました。

また訪問看護の利用者は、感染したときに重症化リスクの高い高齢者や基礎疾患のある人たちです。そういう人たちは病院に通院することもできないので、私たちが訪問して支えなければ生活が立ち行かなくなります。そういう意味では、コロナ禍での経験は訪問看護の大切さをあらためて確認する機会にもなりました。

新型コロナウイルス感染症はなかなか収まりませんが、最近は感染対策の防護具の扱いにもずいぶん慣れてきました。今後も感染症には十分に注意しながら、利用者やその家族を支援できるようにもっと勉強を続けていきたいです。

〈解説〉オンラインを活用した研修による効果

事業所によっては、初心者研修が手薄なことも

病院勤務の看護師が訪問看護師という道を検討するとき、業務の内容や労働環境の違いなどから、躊躇してしまう場合があります。

看護師は病院では診療科ごとの看護を行うので、循環器系でずっと心臓の悪い人たちを見ていた人もいれば、呼吸器の機能が落ちた患者の看護に慣れている人もいます。それぞれの診療科で必要とされる手技や知識はかなり異なるため、働いた経験のある診療科はいいけれど、そのほかの領域は自信がもてないと考える看護師も少なくありません。

さらに、訪問看護は基本的に1人で利用者宅を訪問します。訪問看護師は、現場で直面するさまざまな事態に自分で対応しなければなりませんから、果たして自分一人でできるのかと不安を感じるケースは少なくありません。

そこで重要になるのが、訪問看護の初心者でも安心して仕事に慣れていけるようにサポートする新人育成システムです。自分で判断して自律的に動く訪問看護師にこそ、不安を抱えずに働けるバックアップ体制が不可欠です。

一口に訪問看護ステーションといっても、各事業者によって新人育成の考え方や研修にかける時間などはさまざまです。その理由は大きく2つあるのではないかと考えています。

1つは、もともと訪問看護ステーションで働く看護師は40~50代などのベテラン看護師が中心になっているということです。「平成26年度衛生行政報告例」によると、病院勤務の看護師は20~30代の若手が全体の6割に上ります。それに対し、訪問看護ステーションに勤務する看護師で20~30代の人は3割以下にとどまり、残る7割以上を40代以上の看護師が占めています。

この年代になると、夜勤を含む病院での勤務が体力的に厳しくなってきます。同時にプライベートでは親の介護に直面するようになり、訪問看護の世界に移行してくる看護師が多いのです。40代ともなれば看護師としてのキャリアも長いため、あらためて研修に時間を割かなくてもよいと考える事業者もいるのだと思います。

もう1つの理由は、訪問看護ステーションの働き方や人員の問題です。

昨今の訪問看護ステーションでは、人手不足が常態化しているところが少なくありません。そういう事業所では在籍する看護師が全員、常にそれぞれの利用者宅へ訪問に行っています。新人が入職してくるたびに、先輩看護師が訪問時間以外に研修の時間をつくらなければいけないとなると、指導する側の看護師の負担が非常に大きくなります。

この場合、新人研修を簡単にすれば指導する側はラクですが、新人にとっては不安を抱えながら働かざるを得なくなり、それが早期の離職につながることもあります。反対に新人への指導を手厚くすれば新人は安心して働けますが、指導する側の中核となる看護師の負担が増加し、やはり離職やモチベーション低下の要因になりかねないといったジレンマがあるわけです。

訪問看護初心者向けのeラーニングも有効

２０２５年には、65歳以上の高齢者が３６００万人以上になると予測されています。75歳以上の後期高齢者に限っても、その数は約２２００万人と推計されています（厚生労働省「我が国の人口について」）。高齢化の進展により、訪問看護の需要は今後もますます高まっていきます。

日本看護協会、日本訪問看護財団、全国訪問看護事業協会の３団体が作成した「訪問看護アクションプラン２０２５」では、超高齢社会に対応するため、訪問看護師数を現在の３倍程度の約15万人に増やすという目標が示されています。そのためには、ベテラン看護師だけでなく、新卒や若手も安心して訪問看護師として働くことができる教育システムを確立する必要があります。

訪問看護の関係団体でも、動画教材などを使用して学習するeラーニングなど、新人訪問看護師の教育に役立つ教材を提供しているところがあります。例えば日本訪問看護財団の「訪問看護eラーニング」は訪問看護人材養成基礎カリキュラムに準拠した内容で、5カ月の受講期間で訪問看護の基礎知識などを学ぶことができます。

eラーニングの良いところは好きな時間に視聴・学習ができること、その人なりのペースで学習を進められることです。訪問看護eラーニングは1テーマあたり10～20分の動画で構成されていて、視聴者が自分で視聴していき、分からないところがあればチューターに質問・確認できるようになっています。

看護師だけでなく、訪問看護ステーションにとってもeラーニングはメリットがあります。必要なことを過不足なく何度でも繰り返し教えることができるため、指導側の看護師の負担を大幅に軽減できます。また指導する人によって研修内容にバラつきが出ることもなく、誰にでも同じ一定水準の教育を行うことができるのも、メリットの一つです。

こうした新たな学習システムを活用すれば、訪問看護に興味のある若手看護師が安心して入職し、訪問看護の技術を身につけていくことができるはずです。

動画によるeラーニングを導入。未経験者を一人にさせない

私の訪問看護ステーションでも、独自に動画を作成して新人研修を行っています。訪問看護eラーニングのように訪問看護全般に関するものではありませんが、新たに訪問看護師として活動するにあたり特に知っておいてほしいこと、ごく初歩的な内容を分かりやすくまとめた動画を用意しています。

新入職の訪問看護師には、まず時間のあるときに新入職用の動画を見ておいてもらうように依頼し、訪問看護業務の全体的なイメージをつかんでもらいます。一人で動画を見て終わりではなく、事務所で先輩看護師のいるところでもう一度同じ動画を見てもらう機会もつくっていますが、その理由は分からないところや聞きたいことをそのまま放置せず、その場で確認できるようにするためです。これにより新入職の訪問看護師に、分からないことはなんでも聞いていいのだという安心感を与えることができます。また指導する看護師は教える時間・労力が軽減されるだけでなく、新人と話をしながら分からない箇所や不安に感じるところを把握することができるので、入職後により的確なフォローができるよ

うになります。
またステーションでは毎月勉強会を開催しているのですが、その様子も動画に残しており、新人は過去に実施された勉強会の動画はすべて閲覧できるようになっています。勉強会の動画の内容は、例えば利用者宅を訪問したときの挨拶や訪問マナー、訪問看護師として気をつけておきたいこと、先輩看護師による失敗談などです。

私たちは未経験者や経験の浅い訪問看護師をとにかく一人にさせない、孤立させないことを意識しており、新人には得意なこと・苦手なことや、どんな利用者の看護をしてみたいかという希望を教えてほしいと話しています。それは新人が苦手な部分をカバーできる看護師がフォローにつけるようにするためです。また難病の人の看護をしてみたいという希望がある新人に対しては難病の看護技術に詳しい看護師とつないだりして、新人であってもその人の力や強みを活かしながら、無理なく働ける環境をつくるという目的もあります。

ステーション勉強会で幅広い研修を実施

ステーション勉強会やミーティングではさまざまな研修を行っています。

例えば私のステーションでは訪問看護師の移動手段は原付バイクが基本です。狭い路地などに入る必要があるケースや駐車スペースが広くない家庭も多いため、小回りが利いて車よりも駐車スペースを取らないという点でバイクは重宝します。ただし移動中の事故やトラブルには十分に注意する必要があるので、バイク移動に関する交通安全の勉強会も定期的に行っています。

新型コロナウイルス感染症が流行し始めてからは、感染症対策についての勉強会を続けています。ヘアキャップ、フェイスシールド、ガウンといった感染防護具の身につけ方と外し方は繰り返し確認しています。また発熱などの症状がある人の訪問手順や看護方法などもできるだけ実践に近いかたちを想定して研修を行いました。

またコロナ禍では、時期によって濃厚接触者の対象や自宅待機の期間といった対応策の方針が変わったため、そのような感染症の扱いが変わったときにも確認の勉強会を行っています。

新人の訪問看護師にも好評なのは書類作成についての勉強会です。訪問看護師の仕事には訪問看護計画書や訪問看護報告書といったいろいろな書類作成業務があります。かかりつけ医やケアマネジャーのような関係機関との連携にも不可欠ですし、ステーション内での情報共有のためにも、計画や記録は重要です。

書類仕事というと単に書類に必要事項を記すだけの作業と思われがちですが、それらの書類を利用者のために活かすにはどうすればいいかについて、研修で学ぶこともあります。書類の作り方一つでもスムーズな情報共有ができたり、より質の高い看護につながったりすることがあります。経験の浅い看護師もそうした書類作成のコツが分かると、訪問看護師としての専門性が高まり、意欲や自信をもって働くことができます。

こまめに面談をして不安や困りごとを共有

新人や経験の浅い訪問看護師の育成という点では、ステーションの管理者などが定期的に面談もしています。

コロナ禍によって職員もオンラインミーティングに慣れてきたこともあり、最近はより時間や場所にとらわれず、必要に応じてこまめに面談ができるようになっています。ただオンラインで話すだけでなく、時には自己評価支援ツールなどを使って具体的な問題点を共有することもあります。

そうした面談で私たち管理職が意識しているのは、看護師の課題の把握と同時にその人のできているところも必ず確認し評価することです。

看護師にも一人ひとりさまざまな個性があり、成長の速度もそれぞれ異なります。なんでも素直に吸収しぐんぐんと伸びていく人もいれば、最初に仕事を覚えるのに時間がかかるけれど、一度納得して身につけたらその後は見違えるようにたくましくなっていく人もいます。どんな人でも、訪問看護師として活動するなかで何か一つでも前進したところがあればきちんと褒めるように心掛けています。

新人教育も動画教材やオンラインミーティングなどを組み合わせて効率化を図りながら、訪問看護師としてそれぞれのタイミング、それぞれのやり方で確実に成長していけるように応援していくことが大切だと考えています。

[visiting nurse story ③]

上下関係のない風通しの良い職場環境

医師や先輩看護師の指示に従うだけでなく、個人の経験や看護観も尊重される

自分のペースで働ける訪問看護

●Tさん（20代・訪問看護歴2年）

私は訪問看護師として働き始めて2年になります。今では自分の担当する利用者が20人ほどになり、利用者やその家族の希望に寄り添いながら楽しく働いています。

初めて訪問看護を利用する人には、家に看護師が来ることにあまり乗り気でない人もいます。本当は病院で治療やリハビリを続けたかったのに、病院で退院をするようといわれてしまい、仕方なく訪問看護を始める場合などです。

4カ月前から訪問を始めた80代の夫婦もそうでした。ご主人が脳梗塞で、病院で治療を受けたものの軽い麻痺と言語障害が残り、奥さんも心臓に持病があるため自宅での介護に不安を感じているようでした。

初めて訪問したときは夫婦ともに不安のためか、かなり硬い表情を浮かべていました。

そこで自宅でも専門の職員がついてリハビリができること、週に1回看護師が訪問し介護の方法や生活支援をすることを話して、安心感をもってもらえるように心掛けました。時間をかけて丁寧に説明したところ、強張っていた二人の表情は徐々にほぐれていきました。その様子を見て安心してもらえたのだと分かり、うれしくなったのを覚えています。

実際の訪問では60分の訪問時間を使って、ご主人と奥さんの双方に今困っていることや気になることを聞いて、それについて具体的な対応策を取るようにしました。あるときは便秘でお腹が苦しく食欲もあまりないという話があったので、在宅医に相談して便秘薬を処方してもらったことがあります。また食事や水分の取り方、腸の動きを良くするマッサージなどについても順に伝えていきました。

すると、ご主人は毎日きちんと排便できるようになり、その影響で食欲もだいぶ戻っていったのです。さらに訪問リハビリの効果もあって、ご主人の後遺症も少しずつ回復が見られるようになりました。奥さんもその様子を見てとても安心したようです。

今では夫婦で私を孫のようにかわいがってくれて、訪問のたびに私と話せることを喜んでくれます。いつも訪問看護の時間を楽しみにしてくれるので、私も役に立ててよかったなとうれしい気持ちでいっぱいになります。

自分の意見が言いづらかった病院時代

今のような働き方は、病院勤務をしていたときには想像もつきませんでした。今の訪問看護ステーションに来る前は、病院の呼吸器内科に勤務していました。退職を考えるようになったのは、業務がとても忙しいというのもありましたが、職場で自分の思うような看護ができなかったということが何よりも大きかったように感じています。

病院は患者の命を預かる場所なので現場にはいつも緊張感が漂っています。私が勤務していた病院でも、医師も看護師も常に気を張ってピリピリとしていました。またたくさんの業務を抱えていて多忙なため、みんな心身ともに余裕のない状況でした。そういった環境からか、ミスをした看護師に対して先輩看護師が強い口調で責めるという光景もよく目にしたものです。

私自身も先輩看護師にきつく注意をされることがありましたが、当時はそれほど気になりませんでした。注意されるのは自分に未熟な部分があるからですし、看護師の業務には人の命がかかっているため厳しく指導されるのも当たり前と考えていたからです。

ですがそのような環境ではなかなか自分の意見が言えないということが、私のなかで悩みの種になっていました。一人ひとりの患者に合った看護をしたい、そのためにはこういう工夫をしたらいいのではないか、というふうにアイデアが浮かんでも、それを周りに伝えることができなかったのです。その理由は、日々忙しく業務をこなす先輩や同僚を見ていると、時間をもらって相談するのが申し訳なく思えたからです。そして結局、医師や先輩看護師の指示に従って業務をこなす日々を送っていました。

仕事は大変でしたが先輩たちの仕事の仕方などから学ぶことも多くあり、病院での勤務は良い経験だと思っていました。しかし病院で働くうちに、自分の成長のためには指示どおりに業務を行うだけでなく、自分で考えて工夫しながら患者をサポートできる環境で働くことが必要だという思いが、だんだんと強くなっていったのです。

それで病院を退職し、訪問看護の世界に飛び込むことにしました。

若手でも意見を言えるし、尊重してもらえる

今の訪問看護ステーションに就職して驚いたのは、新人や若手の看護師でも、先輩看護師と対等になんでも話し合いができるところです。この職場には看護師のほかにも理学療法士、作業療法士といったリハビリの専門職も多いのですが、職員同士がとても仲が良く、和気あいあいとしています。

私は最初、病院勤務時代の癖で自分のなかに看護のアイデアが浮かんでも、自分からはなかなか周りに意見を伝えることができませんでした。ですが先輩がいつも私の意見を聞いてくれるので、いつの間にか自分の意見を普通に言えるようになっていました。そして発言に対して常に前向きなフィードバックが返ってくるので、私も安心して自分の意見を伝えることができています。

また私が訪問看護を始めて間もないときに、私の病院勤務時代の知識を役立てることができました。

それは、ステーションで新しく70代の女性を受けもつことになったときの話です。その利用者は慢性呼吸器疾患を抱えていました。

当時ステーションには呼吸器疾患の利用者を担当した経験のある職員がいなかったので、訪問看護の際にどのような点に気をつけるべきか、利用者に喜んでもらえる看護を提供するにはどうすればいいか、職員全員で考えることになったのです。

私は病院で呼吸器内科に勤めていたので、呼吸機能の落ちた人の看護に関してはある程度の知識がありました。そこで、病院でしていた慢性呼吸器疾患の人の呼吸がラクになる姿勢のつくり方や、誤嚥の予防法などを話したところ、それをその利用者の看護で実践することになったのです。

後日、その利用者の担当になった先輩から声を掛けられました。

「Tさん！　○○さんの訪問看護で、前に教えてくれた呼吸がラクになる姿勢を試したら、すごく喜んでもらえたよ。教えてくれてありがとう！」

そしてそれをきっかけに、私の話した姿勢のつくり方や誤嚥の予防法をステーション全体で取り入れていくことになったのです。訪問看護では新人だった私が先輩たちから感謝の言葉をもらって、恥ずかしいような誇らしいような気持ちになったのを覚えています。

訪問看護では若手でもベテランでも、一人ひとりの利用者に対して自分なりの方針や計画をもって関わっていきます。だからこそ経験年数に関係なく、職員同士も対等なかたちで話し合いができるのだと思います。

先輩看護師の指示に従っているだけというのは、自分で考えなくて済むので簡単だしラクです。一方、自分で考えて責任をもって意見を伝えるのは大変ですが、看護師としてどちらが成長できるかといえば、やはり訪問看護だと感じています。

〈解説〉風通しが良く働きやすい職場環境

職場の人間関係やハラスメントは、離職の大きな要因

病院勤務の看護師で、Tさんのような経験をしたことがある人は少なくないと思います。

医療職は人の命を預かる責任の重大さもありますし、一刻を争う緊急対応が必要なこと

もあります。もともと強い使命感が求められる職業ですから、先輩が後輩を叱責したり、厳しく指導・教育したりすることについて仕方のない部分はあると思います。ただ、常に緊張感が漂って自分の意見を言えない環境は、看護師にとってストレスになる場合もあります。特に仕事へのモチベーションが高く、患者のためにより良い看護を提供したいと考える看護師ほど、職場で気軽に意見を言い合えないとフラストレーションが溜まるのではないかと思います。そしてそれが、退職を検討することにつながる可能性もあるのです。

また、優越的な地位にある人からの指導・教育が行き過ぎれば、それはパワーハラスメントになってしまうので注意が必要です。

ハラスメントが起きないよう職場全体で気をつけ、後輩や同僚への接し方を工夫している病院が多いとは思いますが、一部にはハラスメント防止対策が不十分だったり、先輩が後輩に対して無自覚にハラスメントを行ってしまっていたりする病院もあります。

職場のハラスメントで最も影響を受けるのは、当然ターゲットとなった被害者本人です。それによって心身に不調をきたし、休職・離職に至るケースも多々あります。

さらにハラスメントの影響は当人だけにとどまりません。ハラスメントにあたる言動をほかの職員が見聞きすることで、その人たちの仕事に対する意欲も低下することが分かっています。上司から目をつけられないようにとおびえたり、被害にあっている人を気遣って心をすり減らしたりするうちに、仕事へのモチベーションが失われていくのです。またそのような職場の雰囲気によって医療・看護の質が低下すれば患者にも不利益を与えてしまいます。ハラスメントにあたるような不当に厳しい指導にはほとんどデメリットしかないのです。

２０１９年にはパワハラ防止法が成立し、２０２２年４月からは中小企業も含めて全面施行になっています。医療機関も組織としてハラスメント防止対策にさらに力を入れる必要があります。

若手が気持ちよく働ける組織に

病院だけでなく訪問看護ステーションでも、事業所によって職場の雰囲気や労働文化はさまざまです。一般的に訪問看護師はそれぞれが別の利用者宅で活動しているため、職員間のハラスメントは病院に比べて少ないといわれています。それでも事業所によっては、経験の長い訪問看護師の意見が強く、新人や若手はただ従わざるを得ないようなところがあるのです。また若手看護師が事業所内の雑多な業務を押し付けられて残業が増えてしまう、といったケースもあります。

訪問看護ステーションは小規模の事業所が多いため、特に管理者の方針や人柄がその職場の雰囲気に大きな影響を及ぼします。後輩は先輩に従うのが当然、上の者は下の職員を厳しく指導するものという考え方を管理者がもっていれば強い上下関係が生まれ、種々のハラスメントも起きやすくなるのです。しかしそうした職場になじめずに若手がどんどん離職してしまえば、一つのステーションの話にとどまらず、人材不足に悩む訪問看護業界にとってても大きな損失になります。

訪問看護師は個々の利用者に対してはベテランも若手も関係なく、一人の医療専門職として向き合っていきます。年齢や経験にかかわらず、利用者にとってのより良い看護を考えて率直に話し合える風通しのいい組織づくりが今後はますます重要になるはずです。

上下は関係なくフラットな関係を徹底

私のステーションでは職員の年齢や訪問看護の経験年数、役職にかかわらず、自由に話し合える雰囲気を大切にしています。

私は訪問看護ステーションを立ち上げる前は作業療法士として病院で勤務していましたが、病院時代にはセラピストとして経験年数は長いけれど勉強意欲のない人や、決まった時間内にリハビリの単位をこなすことだけに熱心という人も少なからずいました。そこで経験の長短よりも、患者にとってより良いケアをするために成長したいという思いのほうが、ずっと大事だと考えるようになったのです。また上司が高圧的な態度の職場は職員にとって居心地が悪いに決まっていると思ったのも、自由に意見を言える職場にしようと考えた理由です。

そもそも訪問看護では、病院勤務のとき以上に利用者やその環境についての情報共有が欠かせません。先輩に気を使って後輩がものを言えないような職場では情報が十分に上がってこなくなり、看護の質が低下する懸念もあります。利用者に気になる様子があったとしても、看護師が自分の管理不足と思われないように周りには黙っておこうと考えるようでは、利用者にとってもほかの看護師にとっても不幸でしかありません。

新人でも若手でも周りに遠慮をせずにちょっとしたこと、自分の気がついたことを自由に言い合える雰囲気は、訪問看護の質という点でも重要なのです。

経験が少ないから気づくこともある

先輩はなんでも知っているので後輩は先輩に従えばいいというのは、古い時代の考え方です。

今の医療はかなり専門化・細分化が進んでいます。作業療法士、理学療法士、言語聴覚士といったセラピストはもちろんのこと、看護師もすべての分野に精通している人というのはいません。訪問看護の現場で働く看護師は、さまざまな経歴の持ち主が集まっていますから、訪問看護の経験はなくとも、ほかの看護師が知らない分野の知識・技術をもっていることは珍しくないものです。そこで経験年数にかかわらず、職員同士でお互いの経験やスキルをシェアすることも大事にしています。例えば病院勤務経験のある看護師が、自分が働いていた診療科の看護技術について話をすることもよくあります。

また知識の面だけでなく、それまでの経験によって看護観や看護計画にもそれぞれ違いが生まれます。訪問看護は初めてでも、がんの緩和ケアの経験のある看護師であれば、利用者が終末期になったときに体調管理をしながらどんな援助ができるのか、考えることができます。療養病棟で意思表示のできない患者を多く見てきた看護師なら、その経験を活かして、認知症が進んだ人に対して本人や家族が安心する支援を検討できます。そのような利用者との向き合い方も含めて、それぞれの経験や看護観を活かして活動をしていけるようにと考えています。

訪問看護も経験が長くなるにつれ、介護保険制度などの常識の枠にとらわれて見えなくなることもあるように思います。むしろ経験が少ない看護師だからこそ率直な視点で、利用者やその家族のためにどうすればいいかを考えられるという場合もあります。若手は分からないことや知りたいことをベテラン訪問看護師に率直に聞くことができ、同時に、ベテランも新人・若手から新たな情報や自分とは異なる視点を学び続ける――そういう関係を築いていければ理想的だと思います。

職員同士で認め合う言葉を掛け合う

そのほかに私たちは、職員がお互いにその人の良いところを言葉にして認め合うことも大切にしています。新人の訪問看護師が自分の知っている看護技術を共有してくれたときには周りの看護師が言葉で感謝を伝えます。そうした一言が、新人看護師の意欲や自信をつくっていくと思うからです。

また勉強会の一つとして、ほかの職員が利用者に対して行った支援で良かったと思うものをアンケートで回収し、みんなの前で発表するという活動も定期的にしています。

例えば、ある利用者は看護師が介入する前は動作が不安定でシャワー浴をしていましたが、話を聞くとお風呂が好きということでした。そこでリハビリ職員に、浴槽に入れるかどうかの動作確認をしてもらいました。すると介助が有れば問題ないとのことだったので、担当看護師のサポートのもとで入浴してもらうことにしたのです。その利用者は普段はあまり話をしない人なのですが、湯船に浸かると気持ちよく歌い始めました。そしてそのことがきっかけで、彼は家族と一緒に温泉旅行をすることもできたのです。そのような、職員の具体的な支援の内容とそれによって利用者に起こった変化を挙げて職員同士で褒め合うのです。

人は自分のことを誰かが見ていてくれる、認めてくれると思えたときに、もっと成長したい、もっと頑張ろうと思えます。そのため上司と部下の間だけでなく、職場全体で職員一人ひとりの頑張りを見ていることを伝える機会をつくっているのです。この取り組みは年齢・経験にかかわらず多くの職員から、励みになった、モチベーションが向上したという評価を受けています。

ミスも気軽に共有し、本当の事故防止につなげる

一方、良かった支援とは反対に、職務上で失敗やミスがあったときにも気軽に報告できる体制をつくっています。

訪問看護の現場ではヒヤリハット（インシデント）はつきものです。点滴などのチューブが抜けそうになった、内服薬をお薬カレンダーにセットするのを間違えてヘルパーの指

摘で気づいたなど、さまざまな事例があります。

ヒヤリハットが発生した際は文章で残さないといけない決まりになっていますが、書類にするとどうしても反省文や懺悔の文書のようになることが私のなかで気掛かりになっていました。当事者を責めるつもりはないにもかかわらず、ミスをした本人が必要以上に自分を責めてしまい、自信をなくして落ち込むような様子も見られました。

そこで私は、ヒヤリハットが発生した際にはまず勉強会で口頭で伝え、その後文書を作成する形式を取ることにしました。ヒヤリハットは事故に発展しないように十分に注意しなければなりませんが、事故になる前の段階で気づけたのはむしろ良いことです。気軽に自分の経験を話してほかのスタッフへ注意を促せる雰囲気をつくり多くのヒヤリハット事例を共有するほうが、事故防止効果も上がると考えています。なお事故事例（アクシデント）についても報告書を作成しています。

［visiting nurse story ④］

プライベートとの両立

自分の生活に合わせて
時間に縛られずシフトが組める

3人の子を育てながらママナースとして働く

●Uさん（30代・訪問看護歴４年）

私は20歳のときに新卒で総合病院に入職し、看護師として働きながら結婚して25歳で第1子を出産しました。夫婦ともに子どもが好きだったこともあり、その後も28歳で第2子、32歳で第3子を出産しました。

私が勤めていた病院では産前産後休暇や育児休暇、育児時短勤務といった制度があり、子どもを育てながら働いている20～40代の看護師もそれなりにいました。ですので、育児のために看護師を辞めるという考えはありませんでした。第1子のときは育児休暇も含めて1年半の休職を取り、その後に職場復帰をしています。また乳幼児を育てながら夜勤で一晩家を空けるのは難しいので、復帰後は夜勤免除を申請して日勤のみの常勤職員として働いていました。

看護学校の友人たちに話を聞くと、病院によっては人手不足で夜勤免除が認められないとか、勤務時間を短くするなら非常勤のパートになるように勧められたりするところもあるというので、私の場合は恵まれていたほうだと思います。

それでも、3人の子育てをしながら看護師として働くのはやはりハードでした。夕方に急患や緊急対応が入れば保育所のお迎えに間に合わなくなるので、急遽、延長保育をお願いしたり、夫や実家の親にお迎えを代わってもらったりすることもよくありました。

また子どもが小さいときは急に発熱したり、流行っている感染症をもらってきたりすることも多いので、夫と双方の実家のほかにママ友なども含めて、とにかくいろいろな人の手を借りてなんとか子育てをしていました。普段からそういう感じなので、保育参観や就学手続きといった平日のイベントは私が出られないことも多く、子どもたちにも寂しい思いをさせたかもしれません。

親として子どもに関われる時間は限られていますし、今の働き方で自分の気力体力がいつまでもつのかという不安もあり、子育てをしながら働きやすい職場を探し始めました。

病院で訪問看護師の姿を見て転職を決意

私が転職先として考えるようになったのが、訪問看護ステーションです。訪問看護師として身近な地域の人たちを支えられ、時間の融通も利きそう、また子育てとの両立も今よりは負担が少なくなると思い、病院で働きながら休憩時間や休日に訪問看護ステーションの求人を調べていました。

そんなときに勤務先の病院で、ある訪問看護師の姿を目にしました。その人は30代ぐらいの女性で、私が担当している病棟の入院患者を訪ねてきていました。

驚いたのは、その訪問看護師と話をしている患者がとてもいい笑顔をしていたことです。患者は慢性閉塞性肺疾患（ＣＯＰＤ）により1カ月近く入院していた80代の女性でしたが、病院にいる間には見たこともないような、心からくつろいだ笑顔を見せていたのです。

入院患者が退院するときに市の地域包括支援センターの人やケアマネジャーが患者を訪ねてくることはよくありますが、訪問看護師が病室の患者にまで会いに来るケースはほとんどありません。患者との間に深い信頼関係があることが一目で伝わってきました。

二人の仲睦まじい様子からどんな会話をしているのかが気になった私は、思わず割って入り、「何の話をされているんですか?」と尋ねてしまいました。

するとと女性患者はにこやかに、

「もうすぐ豆餅が食べられるの」

と言ったのです。その言葉に私が首を傾げると、訪問看護師がくすくすと笑いながら、事情を説明してくれました。

その訪問看護師は女性患者が入院前に利用していた訪問看護の担当でした。患者は病状が悪化したため入院治療を受けることになったのですが、早く自宅に帰りたいと望んでいたといいます。彼女は訪問看護の時間に看護師と雑談をしながら豆餅を食べるのが大好きで、それが生きがいのようになっていたからです。

そんな彼女の希望を聞いていた訪問看護師は、退院が決まったことを知って病室を訪れ、

「一緒に家に帰りましょう。家に戻れば○○さんの好きな豆餅も食べられますよ」

と声を掛けたのだといいます。私が見た患者のすてきな笑顔は、その言葉によって引き出されたものだったのです。

私は二人の様子を見て、そして話を聞いて、その訪問看護師が勤務する訪問看護ステーションに興味をもちました。そこでは利用者に一人の人間として向き合える、やりがいのあるケアができるのではないかと感じたからです。

そして後日、勤務条件や職場の雰囲気などを確認させてもらい、そのまま転職をしました。病室で会った訪問看護師も、今は同僚として一緒に働いています。

子どもと過ごす時間が増え心身にゆとりができた

訪問看護師として働き始めて4年目になります。一人ひとりの利用者のニーズをとらえて必要な支援を考えていくことに、とてもやりがいを感じています。

例えば、私は脳梗塞の後遺症で右半身に麻痺がありうまく身体を動かせない60代の利用者を担当しています。その人はもともと一人暮らしで身の回りのことはすべて自分で行っていたといいます。しかし身体に麻痺が残ってからは、それまでできていたことができなくなり、生活に不安を抱えるようになってしまったのです。

私は彼が安心して自宅で過ごせるようにするため、初回の訪問時から、彼の話をしっかり聞くことを意識しました。生活のどういった点に不安を感じているか、不便なことはないか、やりたいことはあるか――雑談も交えながらそういったことを丁寧にヒアリングしたのです。そして、彼が感じている不安を解消するため、やりたいことをできるようにするために必要なことを考えるようにしました。例えば、麻痺のせいで布団の上で体勢を変えることができないと言われたときは、皮膚の状態をチェックして褥瘡の手当てをしたり、褥瘡防止のための指導を行ったりしました。

その結果、彼は訪問看護を利用する前に比べて生活をするうえでの不安が減ったようで、今では訪問をするたびに、

「Uさんのおかげで安心して暮らせている」

と言ってくれます。

子育てしながら働きやすいかどうかという点では、非常に働きやすくなりました。定期的な訪問が中心で残業もありませんし、朝や夕方のミーティングなどはテレワークでもできるので、毎日17時30分には自宅に戻れるのがとても助かっています。今は上の子ども2

人は小学生なので自分たちで帰宅しますし、3番目の子の保育所のお迎えも前よりずっと早く行けるようになりました。

この時間に家に帰れると、帰宅してからの時間の使い方もまったく変わります。前は帰宅が遅いので3人の子どもに夕食を作って食べさせ、お風呂に入れて寝かせるまでが嵐のようでしたが、今はゆっくり食事をして食後に子どもとゲームをしたり、学校の宿題を見たりする時間ももてるようになっています。

そのほか、私の勤務先は子育て中の看護師が働きやすい環境を整えるのに積極的で、いろいろな制度があります。有給休暇も30分単位で取れるようになっているので、平日にある学校の個人面談や授業参観などにも、気軽に顔を出せるようになりました。

また新型コロナウイルス感染症が流行してからは、家族が陽性者・濃厚接触者になり看護が必要な状態になった場合に、規定の有給休暇とは別に特別休暇が取れるようになっています。わが家も、子どもが陽性になったときにこの休暇を使わせてもらい、安心して自宅で療養ができました。

制度自体もありがたいと思いますが、私が何より感謝しているのはプライベートの事情も遠慮なく話せる職員同士の関係性です。私も周りの職員に「何かあったらいつでも言ってね」と声を掛けてもらっていますし、私自身も、できるときはいつでもほかの職員を助ける側に回りたいと思っています。

〈解説〉自分の生活に合わせた働き方ができる

育児との両立は、看護師にとっての大きな課題

20〜40代の看護師にとって、出産・育児と仕事の両立というのはとても大きな課題です。この年代は看護師として仕事を覚えて充実して働ける時期でありながら、プライベートでは結婚・出産・育児・進学といった変化が続くときです。必然的に仕事と家庭のバランスをどう取ればいいのかと迷う人が多くなります。

特に病院勤務の看護師は、夜勤を含む交代制の不規則な働き方が中心です。さらにオン

コールや時間外労働への対応などもあることから、出産・育児を機にやむを得ず退職を選ぶケースも多くあります。

国全体として看護師の人材不足が続いているなか、育児期のライフステージの看護師が無理なく働き続けるための支援の拡充が求められています。

看護師の就業や離職、子育ての状況などを調べた資料に、厚生労働省の「看護職員就業状況等実態調査」（２０１０～２０１１年調査）があります。全国の看護師等学校養成所の卒業生を対象に、その時点で看護師として働いている人と離職した人、合計約２万人から回答を得た調査です。

これを見ると、20代後半から40代前半の子育て期に離職する看護師が増えていることが確認できます。20代前半では、離職中の人の割合は3・2％に過ぎませんが、20代後半からは9・4％と3倍に急増します。特に30代は離職中の人が12～14％と高い水準になります。40代後半になると7～8％に減少しますが、これは子育てが落ちついて再就職をする看護師が多くなるためではないかと推測します。

それでも、就業中の看護師で子どもをもつ人は63・7％に上っています。離職中の人の82・1％に比べれば割合は低くなりますが、働きながら子育てをしている看護師も決して少なくないことが分かります。

看護師の出産・育児を支える制度も徐々に整備されてきています。同調査の「第1子の妊娠・出産・育児の際に受けた支援・活用した制度等」を尋ねた質問では、「育児休業」「夜勤の免除又は夜勤回数の軽減」という回答が多くなっています。看護師が出産後にも働き続けるために、育児休業や夜勤免除などの制度を設けている医療機関は増えているのです。

子育て中の看護師の支援はまだ不十分

しかしながら、育児休業や夜勤の免除だけでは、子育て中の看護師にとって働きやすい環境が整っているとはいえません。

子育て中の看護師が受けた支援・活用した制度のうち、勤務条件以外で多いのが「両親等、家族による育児の支援」と「院内・院外保育（就学前）」です。しかも保育施設を利用した人のうち「延長保育」を利用した人は56・8％に上り、「休日保育」を利用した人も21・3％いました。勤務が深夜や休日にも及ぶことがある病院で働き続けるためには、時間外保育や両親の育児支援などをフルに利用しなければとてもやっていけない現実があることがうかがえます。

さらに子育て期は、子どもの体調不良や予防接種などで医療機関を受診することも多く、保育施設や学校の行事等もあります。勤務日であっても勤務時間を柔軟に調整できる制度や休日勤務の免除など、プライベートの時間を十分に確保するための細やかな支援も必要です。しかし、そのような支援策に対応している医療機関はまだ少ない状況です。「看護職員就業状況等実態調査」でも、第1子の妊娠・出産・育児の際に「受けたかったが受けられなかった支援・制度等」として「時間外労働の免除」「時差出勤・フレックスタイム」「休日労働の免除」「短時間勤務」「病児・病後児保育」「子の看護休暇」などが挙げられています。

そして、子どもが幼いうちは延長保育などを頼ることができた人も、小学校入学後は保育施設を長時間利用することが難しくなり、仕事と育児の両立のために常勤からパート勤務に変えるなど、別の働き方を模索する人も多くなります。

特に今は医療業界も「働き方改革」が叫ばれています。若い世代を中心に、仕事とプライベートのバランスを大切にしたいと考える人が主流になってきています。

仕事とプライベートを両立しやすい勤務体系

子育て期の看護師にとって、やりがいをもって働きながらプライベートの時間も確保しやすいのが訪問看護です。

訪問看護は、急性期を過ぎて病状が安定した人が自宅で生活できるように支えるのが仕事です。利用者宅の訪問時間は、平日の朝9時から夕方17時頃までが基本になります。多くの場合、早朝や深夜に出勤することはあまりなく、平日の勤務後から夜間早朝にかけてと、土日はプライベートを優先した働き方ができます。勤務日に子どもの用事で時間をつくらなければいけないときも訪問回数を減らすことで調整が可能です。

ただし残念ながら、これがすべての訪問看護ステーションに当てはまるわけではありません。事業所によっては事務所に戻ってからの残業が多いところや、夜間のオンコールが頻繁にあるケースもあります。そもそも看護師1人あたりの訪問数が多過ぎて、休みを取りたくても全然取れないという話も時折、耳にします。訪問看護ステーションの管理者の方針や職員数、職員に対する利用者数などによって、勤務条件にかなり差があるのは事実です。

また規定として子育て支援制度があっても、職場に制度を利用しやすい雰囲気がなければ意味がないのは、病院勤務の場合と同じです。逆に、明確な制度がなくても職員同士が自然に助け合う文化のある職場は、子育てをしながら働きやすい環境といえます。

育児との両立を考えて訪問看護師を選ぶのであれば、そのあたりの勤務条件や職場の雰囲気をしっかりと確認して勤務先を選ぶ必要があります。

仕事を効率化し残業なしを徹底

私のステーションでも、子育てをしている訪問看護師にとって働きやすい環境をつくるために努力を続けています。

子育て期は毎日一定のプライベートの時間を確保できることが重要になりますから、まずは残業をなくすことを徹底しました。そのために意識したのは、仕事の効率化とメリハリのある働き方です。

仕事の効率化ということでは、業務のデジタル化やテレワークの導入を進めました。訪問看護では、訪問先と事務所を行き来する移動時間にも時間を取られます。訪問を終えて、毎回事務所に戻ってから事務作業をするのでは非効率ですし必然的に勤務時間も長くなります。そこで訪問看護のＩＣＴ（情報通信技術）システムを導入し、タブレットを使って出先にいても情報共有や事務作業ができるようにしたのです。朝夕のミーティングもオンラインで参加ＯＫとして自宅でのテレワークも可能にしました。

またミーティングやステーション内の勉強会などもだらだらと続けずに、終わる時間を決めています。業務時間は全力で仕事をして、終了時間になったらピシッと終わる、メリハリのついた働き方を徹底するようにしました。

今では職員全員が残業ゼロを実現しています。私と共同代表の男性は毎日定時退社とはいかないのですが、訪問看護師、セラピスト、事務職員が全員定時の17時30分に見事にいなくなります。それで24時間対応もある訪問看護ステーションの仕事が回るのかと疑問に感じる人もいると思いますが、デジタルツールで常時連絡が取り合えるようにしていれば、それでも十分に対応ができます。

子育て中の訪問看護師に限らず、職員は定時に帰れることで仕事とプライベートの切り替えがしやすくなったようで職場全体のムードが明るくなりました。

訪問数にゆとりをもたせ、休みを取りやすい体制に

子どもが発熱をしたなど、訪問看護師が急に休まなくてはいけなくなったときにも、臨機応変に対応できる体制をつくっています。具体的には訪問数を無理に詰め込まず、ある程度のゆとりをもたせていて、さらに何かあったときにはほかの看護師や管理者が代わりに訪問できるようにしています。

事業所としては訪問回数をできるだけ多くしたほうが、それだけ診療報酬も多くなるので経営上は有利になります。しかし、無理をして訪問数を増やすと訪問看護師の負担が増大します。長時間労働が続いて疲労が蓄積すれば訪問中のインシデント・アクシデントも増えますし、仕事を続けられなくなって離職すれば、利用者にも不安や不信感を与えてし

まいます。訪問看護師が気持ちよく長く働ける適度な訪問数を守ったほうが、長い目で見て看護師・利用者の双方にとって有益と考えています。

また職員の有給休暇は、30分単位で取れる制度にしています。以前は1日単位、または午前休・午後休といった半日単位で有給休暇を取るかたちにしていましたが、子育て中の職員などから1回あたりは短時間でいいので回数を多く取れるとありがたいという話が上がり、今のようなスタイルにしました。

これにより子どもを予防接種に連れていくので夕方に1時間30分の有給を取るとか、学校の授業参観に行くので午前中に2時間有給を取るというように、所定の有給休暇を細かく分けて消化できるようになりました。

この有給取得の方法は子育て中でない人も含めて、職員から好評を得ています。子育てに限らず、自分の体調不良があって病院を受診したいとか親の介護で行政手続きに行かなければいけないなど、日中に少しだけ時間が欲しいという事情は誰にでもあります。そういうときに休みたいのに休めない働き方は、想像以上にストレスになるのです。誰もが必要なときに有給を取れるようにするために、制度を整えるとともに「有給を取りたいときはいつでも言って」と声掛けを行うと共に管理者にも積極的に有給を取ってもらうようにし、職員が遠慮なく有給取得ができる職場のムードをつくっています。

見通しをもつことで夜間の対応も減少

私のステーションでは、夜間のオンコール対応は基本的にどの看護師にもしてもらうようにしていますが、乳児を育てていて家族の状況から家を空けられない、持病等で体力的に無理ができないといった、やむを得ない事情がある人は対応なしでも良いことにしています。そのため、看護師が担当する利用者を決めて訪問する担当制を採用してはいるものの、オンコールに関しては担当でなくとも対応してもらっています。日々の申し送りやクラウド上での情報収集をきちんと行うことで、それが可能な体制をつくっているのです。

以前、実際に夜間オンコール対応をしている訪問看護師に、オンコールの負担について確認したことがあります。すると、コールがない日のほうが圧倒的に多いので、病院勤務の夜勤に比べれば負担はかなり少ないという返答がありました。

負担が少ない理由のもう一つに、訪問をしながら「熱が上がると、家族が不安になるかもしれない」とか「そろそろコールが来るような体調変化があるかもしれない」と、ある程度予測ができることを挙げていました。

利用者や家族からのオンコールは、緊急の対応を要するものとそうでないものがあります。緊急性は低いけれど、高齢者が深夜に発熱したり呼吸が苦しそうな様子になったりして、介護をする家族が不安になって電話をかけてくることもよくあります。そのため発熱などが予想されるときはあらかじめ、熱が上がった際にどの薬を飲ませるかなど対処法を伝えておくと家族が自分たちで対応でき、結果的にオンコールも少なくなります。

また終末期などで、看護師や医師が夜間に訪問して対応しなければいけない場合も、看護師はそれまでの経過からそのタイミングを予想して心の準備をしています。そのため突然呼び出されて緊急対応を迫られる病院のコールとは、心理的な負担がかなり違うのです。

もちろん夜間にトイレに行こうとしてベッドから落ちたとか、転倒したといった連絡もありますが、そういう事故ができるだけ起きないよう予防策を講じていくのも訪問看護師の仕事の一つです。日頃から見通しをもって利用者や家族に関わっていくことで、看護師も自分のペースで業務を進められるようになるわけです。

実際、私のステーションには子育てをしながら夜間オンコールにも対応している訪問看護師が何人もいます。そのような子育て世代の看護師たちが育児と仕事を両立しながらいきいきと働いている姿は、これから結婚や妊娠・出産を経験するであろう若手の訪問看護師たちのロールモデルになっています。

［visiting nurse story ⑤］

充実した教育体制で職場復帰をサポート

ブランクがあっても働きながら新しい医療知識や技術を学べる

子育てで離職したあとに看護師として復職

●Mさん（30代・訪問看護歴３年）

私は子育てで2年半ほど仕事を離れていた時期があります。出産前は大学病院で働いていて、1人目の出産後は1年間の育児休業を取って復職しました。ですが2人目の出産のときに2人の子を育てながら病院で働き続けるのは厳しいと思うようになり、思い切って退職をしました。当時、育児を手伝ってもらっていた私の母親が病気になり、これ以上実家に負担をかけられないと思ったのも退職を選んだ理由の一つです。

看護師は、もともと国家資格の専門職で全国どこにでも職場があります。勤務先も病院に限らず診療所などいろいろな選択肢があるので、2人目の育児が少し落ちついたら無理なく働けそうな職場に再就職しようと、気軽に考えていたところもあります。

ですがいざ再就職の就職活動を始めてみたら、こちらの希望に合う勤務先が見つからなくて驚きました。看護師の求人そのものはたくさんあるのですが、常勤だと夜勤ができなければ雇ってもらえないところが多いのです。夫も医療職で定期的に深夜勤務があるので、私は夜に子どもだけをおいて出掛けられません。常勤で夜勤なし、朝から夕方までの勤務という条件で働ける職場はなかなか見つかりませんでした。

一時は常勤を諦めてパート勤務にしようかと思ったこともあります。しかしパートだと常勤に比べて保育所の入所基準が低くなってしまい、希望の保育所に入るためには不利になるので、復職するなら常勤看護師として働きたいと思いました。それで悩んでいたときに、子育てと両立しやすく常勤で働ける勤務先として訪問看護ステーションが目に留まりました。

私は病院にしか勤務したことがなかったので、訪問看護師としてやっていけるのか、正直不安はありました。それに退職して2年以上も時間が空いてしまったので、私の知識でついていけるのかというのも気になった部分です。それでも現在勤務している訪問介護ステーションは子育て中の看護師を支援する制度がいろいろあり、研修などの勉強の機会も多いということだったので、再就職を決めました。

自分のペースで仕事を覚えられた

訪問看護ステーションに就職して私がすごく良かったと思っているのは、地域に密着した働き方ができることです。職場からは自宅も、子どもたちの通う保育所も近いので、何かあったときにすぐに駆けつけられるのはとても安心感があります。

また訪問看護では利用者やその家族とのコミュニケーションがとても大切ですが、それが自分にとってもプラスになることが多いと感じます。仕事の面だけのことでなく子育てにおけることでも、彼ら彼女らから学ぶことがたくさんあるのです。

私が担当している利用者のなかに、歩行が困難でリハビリに取り組んでいる80代の女性がいます。彼女が訪問看護を利用し始めた当初、私が彼女に抱いていた印象は「気難しそうな人だな」というものでした。彼女は看護に訪れた私と積極的にコミュニケーションを取ろうとせず、こちらから話し掛けると、鬱陶しそうな顔で頷いたり首を傾げたりするだけだったからです。その態度は同居している娘夫婦に対しても同じで、娘とその夫は、そんな彼女の世話に困り果てていました。

そこで私は、訪問時にはまず彼女の顔色を注意深く観察し、

「今日はちょっと元気がなさそうですが、何か気になることはありますか?」

「今日はいつもより顔色がいいですね!」

と声を掛けるようにしてから、血圧などのチェックに移るようにしました。最初のうちはほとんど返事をもらえませんでしたが、毎回根気強く声を掛けるうちに、少しずつですが、

「今日は調子がいいの」

「実はちょっと身体がしんどくて」

などと答えが返ってくるようになったのです。

やがて彼女とは天気や趣味、昔の思い出についてなど、体調面以外の話もできるようになりました。それと同時に彼女と娘夫婦の会話も増え、娘夫婦からも感謝されるようになったのです。今は彼女や彼女の娘から近くに評判のいい医者がいるとか、近々こんなイベントがあるといった地域の情報を教えてもらったり、子育てのアドバイスをもらったりしながら楽しく訪問看護をしています。

訪問看護師の仕事に慣れるまでの期間は、職場でのフォローがとてもありがたく感じていました。入職時研修を経て、初めは見学同行からスタートさせてもらいました。経験者の訪問看護師と一緒に利用者の自宅を回り、訪問看護の業務を見学するというものです。それぞれの利用者の状態に合わせて、家に上がってから帰るまでにどんなことをどんな手順でするのか、実地で見学することができました。

また私が担当者として訪問する段階になってからも、何回かは先輩看護師が同行してくれました。見学で分かったつもりでいた部分も、実際に自分でやってみると迷う箇所が出てきます。そうした疑問を具体的に聞くことができて本当に助かりました。

私は2年以上のブランクがありましたが、働き始めてみたら看護師としての感覚は意外に早く戻りました。また職場のみんなが私に合わせてサポートしてくれたおかげで、余計なプレッシャーもなく自分のペースで仕事に慣れることができました。

勉強会や研修で知識もどんどん増える

訪問看護師の知識や技術は、ステーションの勉強会やカンファレンスに参加し習得しました。これは入職時だけでなく今でもいえることです。週1回の看護師カンファレンスでは、訪問看護をするうえで困っていることについて誰でも相談ができます。例えば、あまり経験のない疾患の看護に自信がないとか、よく知らない手技があるといった場合、カンファレンスでそれを伝えれば、知識・経験のある看護師が指導をしてくれます。

カンファレンスの時間だけでは足りないことや、より深く学びたいことはステーション勉強会で取り上げてもらうこともあります。これまでにも心不全の看護や褥瘡ケア、膀胱留置カテーテル、高齢者の虐待といったテーマで勉強会がありました。

また新型コロナウイルスや災害時の対応など、利用者宅を回っている訪問看護師ならではの注意点や、万一の事態への備えについて学ぶこともあります。こうした勉強会で学んだことは、実際の業務を進めるうえでとても役立っています。

さらに、私の職場はスタッフが外部の研修に出席するのも支援してくれます。管理職も「平日の研修でも、訪問時間の調整がつくなら出席していいよ。行きたい研修があるなら行っておいで」と声を掛けてくれますし、看護師やセラピストの職員も自分が出席した研修について発表をするなど、職場全体に積極的に学ぼうというムードがあります。

最近、私も外部の「精神科訪問看護研修会」に参加させてもらいました。精神疾患をもちながら地域で生活している人が多くなり、訪問看護のニーズが増加しているといった社会背景から、精神疾患の症状や薬物療法、看護師・介護者の基本的な関わりなどについて、3日間じっくりと学ぶことができました。

この研修は、自分の普段の看護の振り返りの機会にもなったと感じています。これまでは自分の自信のなさから、精神疾患のある利用者に対して表面的な関わりになっていたことに気づき反省しました。その後の訪問では研修で学んだことを意識して、より相手に寄り添った支援を考えるようにしたところ、利用者も少しずつですが柔らかい表情が増えてきた気がします。

私自身はまだまだ勉強不足ですが、子育てと両立しながらこれからも学び続けて、訪問看護師としてスキルアップしていければと思っています。

〈解説〉看護師の学ぶ姿勢を支援する

ブランクがある看護師の職場復帰の壁

看護師が出産・育児などを理由に離職したあと、なかなか復職ができないケースは結構あります。

看護師資格をもっていながら、現時点で看護師として働いていない人は潜在看護師と呼ばれます。厚生労働省「第1回看護職員需給見通しに関する検討会」の資料によると、このような潜在看護師の数は2010年時点で全国で71万人に上るということです。このなかには「看護師として働きたくない」「今後も働くつもりはない」という人も一定数含まれますが、やはり数として多いのは、看護師職で働きたいのに希望の条件に合う職場がないというケースです。

厚生労働省の「看護職員就業状況等実態調査結果」（2011年）では、就業していない看護師を対象に「求職活動をしているが就職できない理由」を尋ねています。その理由で最も多かったのが「勤務時間・休日が希望と合わない」（34・3％）で、次いで「希望する内容・職場の求人がない」（22・7％）となっています。

子どもを育てている看護師は日勤のみの勤務や短時間勤務など、家事・育児にも時間を取れる働き方を希望しています。それが可能な勤務先は、意外に限られている実態が分かります。

また子育てが一段落してから再就職をしようと思っても、看護業務から長く離れていると、最新の看護知識についていけるか不安に感じる人が多くなります。

看護や医療技術は日進月歩で変わっていきます。新しい治療法や最新の医療機器などが毎年出てきて、数年単位で以前の知識が古くなっていきますし、最近はＩＴ化による業務の変化もあります。そのため潜在看護師も離職している期間が長くなるほど、再就職の意欲を失ってしまう傾向があります。

先の調査の「離職期間別、今後の再就職希望」を見ると「看護職員として働きたい」人は離職後1年未満では61・4％、1～3年未満では51・6％と半数以上を占めています。

以降は3～5年未満で41・0％と働きたい人が少しずつ減っていき、10年前後で働きたい人が「看護職員として働きたくない」人を下回るようになります。

ブランクがある看護師に対しては、再就職前後に講習を行い、最新の看護の知識・技術をフォローアップする必要性が以前から指摘されています。都道府県やナースバンク（ナースセンター）で再就職用の講習を行っているところもありますが、まだ広く誰もが活用できる体制にはなっていません。ブランクを経て再就職をした看護師でも、都道府県や再就職先などで講習を受けた人は19・0％にとどまっています（「看護職員就業状況等実態調査結果」）。

もともと就業の意欲があった看護師が再就職を諦めざるを得ないというのは、その人の人生としても、また看護師という人的資源を活用できない社会としても、たいへんもったいないことです。子育て世代の看護師が家庭と仕事を両立できる働き方が選べるとともに、再就職後に必要な知識を学べる研修システムの確立が求められます。

利用者の多様化が進む訪問看護業界

訪問看護ステーションは、病院勤務に比べて、子育て中の看護師が働きやすい勤務条件を選びやすい環境です。

しかし、働くうえで新しい知識や技術を学び続けていかなければいけないのは、病院勤務の看護師と変わりません。特に近年は医療技術の進化とともに、在宅で生活する利用者の多様化・複雑化が進んでいます。厚生労働省「介護サービス施設・事業所調査」の2019年度の調査結果によると、訪問看護ステーションの利用者の傷病別内訳は、脳血管疾患、認知症、統合失調症、糖尿病など多岐にわたります。

訪問看護でよく行われる医療行為には、痰の吸引や在宅酸素療法（HOT）、人工呼吸器による呼吸管理、気管カニューレ、胃ろう・経管栄養、膀胱留置カテーテル、褥瘡ケア、浣腸・摘便、在宅中心静脈栄養、在宅緩和ケアが挙げられます。

こうした医療行為はかかりつけ医の指示のもとで行いますが、利用者と家族が自宅で生活をしていけるように管理をするのは、訪問看護師の重要な役割です。さらに糖尿病のような生活習慣病からパーキンソン病のような神経難病、心疾患、関節疾患、認知症まで、疾患別の看護についても幅広い知識が必要です。

ブランクのある人や訪問看護の経験の少ない看護師は、事前の講習や働きながらの研修・ＯＪＴでこのような知識を学んでいく必要があります。

訪問看護師のスキルアップ支援は重要

このように看護技術をはじめ、訪問看護師として学ぶべきことは多岐にわたります。訪問看護師として再就職する場合はもちろん、働き始めたあとも常にスキルアップのための勉強が重要になります。

ただしすべての訪問看護ステーションが訪問看護師のための教育プログラムを整備しているわけではありません。業務に追われているところでは、研修や勉強のための時間を確保することが困難です。ステーションによっていろいろな事情があると思いますが、意欲の高い職員が個々に休日やプライベートの時間を犠牲にして勉強をしているなど、個人任せになってしまっているところも多いように感じます。

そうなると子育てなどで仕事に割ける時間が限られた世代は、研修の時間もほとんどもてないことになります。訪問先で、自分で判断しなければいけないシーンも多い訪問看護師にとって、知識不足や不安を抱えたままの訪問は大きなストレスになります。真面目な看護師ほど、今のままではとても責任をもてないと感じてしまい、離職につながることもあります。看護師転職情報サイト「ｃｏｃｏｎａｓ」では、訪問看護師の「辞めたい理由6」として、「教育制度が整っていない」「スキル、経験不足」「連携が難しい、スムーズにできない職場」「サービス残業が多い」「妊娠」「管理者やステーションと方針が合わない」を挙げていました。

基本的に訪問看護ステーションには、さまざまな経歴をもつ看護師が集まっています。それぞれの経験や知識・スキルに応じて、自分が必要とする知識や技術を身につけていけるように、職場全体でスキルアップを支援していくことが不可欠です。

クリニカルラダーを用い自己評価を実施

私のステーションでは定期的にステーション勉強会や看護師カンファレンスを開いてい

ます。職員のなかで勉強会の担当を決め、その人が中心になって知りたい分野、学びたいテーマについて学んでいます。訪問看護師が担当になることもあれば、理学療法士や作業療法士などのセラピストが担当になることもあり、看護・治療技術から訪問先での災害対策など、幅広いテーマで学んでいます。職員の経験・知識によって学びたい内容やレベルには差があるので、すべての勉強会に必ず参加しなければいけないわけではないのですが、職場として学びたい人が積極的に学び合う雰囲気を大事にしています。

最近、職員全員で取り組んだのがクリニカルラダーを使った自己評価です。クリニカルラダーとは、はしご（ラダー）を上るように一段ずつ看護実践能力を高めていくための自己評価・教育システムです。

看護能力を「ニーズをとらえる力」「ケアする力」「協働する力」「意思決定を支える力」という4つに分け、それぞれI～Vの5段階のレベルの目標が設定されています。自分のレベルの目標に対し、十分に達成できているか否か、自己評価をして記載をしていきます。それによって日々の業務を振り返り、得意としていることやできていることを確認し、主体的な自己目標を立ててより良い看護を提供できるようにするのが目的です。

私のステーションでは2016年に日本看護協会で開発・公表された「看護師のクリニカルラダー（日本看護協会版）」を基に、独自のラダーを2種類作成しています。職員が使用する臨床用のクリニカルラダーと役職者が使用するマネジメントラダーです。これらのラダーの活用が、ステーションの掲げる目標に向かって職員一人ひとりが成長することにつながるのではないかと考えています。

研修参加は勤務扱い、学会参加は費用全額負担

私のステーションでは、平日の勤務時間内でも都合がつけば、外部研修会にも参加できるようにしています。その場合は研修時間も勤務扱いとして給与が出るかたちを取っています。

それは利用者のために役立つ勉強をして、より良い看護ができるようスキルアップしてほしいと考えているからです。また勤務後の夜間や休日の研修では、幼い子どもがいる職員は参加しにくくなります。子育て世代も含めて、職員の誰もが学ぶ時間を確保できるよ

うにという思いも込めてこのような制度にしています。

また、職員が訪問看護やリハビリ等に関する学会で発表をするときは、学会参加のための費用（学会参加費、交通費、宿泊費）を全額会社が負担しています。特に学会が遠方で開催されるときは交通費や宿泊費がかかり、費用的にも参加できないとなってしまうことがあります。それを避けるため、私のステーションでは遠方の学会でも、また年に何回でも学会参加費用を会社で負担する制度にしています。

これもより良い看護・ケアのために向上心をもち続けてほしい、という気持ちで行っていることです。学会で発表することで自分たちのこれまでの経験や知見をまとめて発信することができますし、学会へ行けば最新の情報や、ほかの看護師・セラピストの取り組みに触れ、新たな刺激を受けることができます。

働きながら学会発表のデータをまとめるのは大変だろうと感じる人もいると思いますが、実際にこの制度を利用して学会発表をしている職員も多くいるのです。コロナ前の2019年6月には、仙台市で開催された日本老年看護学会にポスター発表をした訪問看護師もいます。学会中にはさまざまな教育講演やシンポジウムも開催されており、参加した訪問看護師は、看護師だけでなく多職種での議論をする機会があり、とても勉強になったと話していました。

また直近では、2022年10月に開催された日本在宅医療連合学会第4回地域フォーラムで「ぎょーさん連携おきばりやす～京のマイナー職種による在宅食支援～」のシンポジストとして、私のステーションの言語聴覚士が登壇しました。数年前から歯科医師・言語聴覚士・管理栄養士で食支援チームを結成し、主に進行性難病の利用者の「食」を支えていく活動をしていたことから、そうしたチーム医療の強みや今後の課題について発信をしました。ほかにも学びたいテーマや続けたい研究がある職員には、働きながら研究も少しずつ続けていけるように支援をしています。

たとえ子育て中でブランクがあっても、訪問看護の経験が少なくても、職員たちが今の自分の興味・ニーズに合わせてやりたいことができる、学び続けられる環境を提供することが重要だと私は思っています。

[visiting nurse story ⑥]

思い描くキャリアパスの実現

スペシャリストや管理職、病院勤務より短い期間で理想の看護師になれる

自分らしい看護をしたいと思い訪問看護師に

●Wさん（30代・訪問看護歴7年）

私は新卒で入った総合病院に10年勤務したのち、今の訪問看護ステーションに転職しました。転職先として訪問看護ステーションを選んだのは、訪問看護師になった学生時代の友人から、仕事のことを聞いて興味をもったのがきっかけです。

彼女は訪問看護の仕事について話すときは、いつも楽しそうでした。

「訪問看護だと自分の判断で動くことが多いから、病院勤務のときと比べて看護師のスキルを発揮できていると感じられて、やりがいがある」

「時間制だから、時間内でそれぞれの利用者にしっかりと向き合って、集中してケアができるのがうれしい」

そんなふうに、目を輝かせて語ってくれたのです。そういった話を聞くうちに、私は訪問看護の仕事をやってみたい、と思うようになりました。

また私のなかに、自分の能力をさらに高めたいという気持ちがあったのも、転職を決めた理由です。病院勤務のときも、私なりに業務のやり方を工夫して効率よく仕事を進め定時に退勤し、勤務後には看護技術を高めるために自主的に勉強したりしていました。ですが日々急患やアクシデントの対応に追われる病院ではどうしても、現場全体がミスなく24時間回せるかどうかが重視されますし、上司が多忙で看護師一人ひとりの働きをしっかり見ることが難しいというのが実情なので、個人の努力が評価されづらいのです。それは仕方のないことだと思いますが、私はもっと自分らしい看護をできる環境、自分の成長を実感できる環境で働きたいと思うようになりました。そしてそのような環境を求めて、訪問看護ステーションに移ったのです。

実際に訪問看護師になってみて、私には病院勤務よりも訪問看護が向いているなと実感しました。最初の頃は病院との違いに戸惑ったこともありますが、実際に訪問をしていくうちにすぐに慣れました。1回60分といった枠で、利用者本人や家族のニーズをとらえ、健康状態から生活全般のアセスメントをして必要な支援計画を考える、そういう仕事にやりがいを感じます。医師や上司の指示をこなすだけではなく、看護師としての個々の力を発揮していけるのが、訪問看護の仕事の魅力だと思います。

訪問看護をしてきたなかで最もやりがいを感じたのは、訪問時に利用者の異変に気づき受診につなげることができたときです。

私が以前担当していたNさんは一人暮らしの60代の男性で、糖尿病を患っていたため訪問看護を利用していました。私は週に1回Nさんの訪問看護を行っていたのですが、あるときから、彼の様子に違和感を覚えるようになりました。前に話したことを何度も話す、ものを置いた場所を忘れる、言葉が出てこなくなるといった、認知機能の低下が見られるようになったのです。

次第に会話が噛み合わなくなることが増えたので、担当のケアマネジャーなどと相談してNさんを病院受診につなげたところ、彼は認知症と診断され病院から薬を処方されました。

そのときは、Nさんの認知症の早期発見・早期受診につなげることができ、本当に良かったと思ったものです。

訪問看護歴4年目でステーションの管理者に

訪問看護師として働き始めて4年目のとき、当時の職場の管理者だった看護師が家庭の都合で退職することになり、私に管理者をやってみないかという声が掛かりました。

初め、私は看護師以外の職務なんてまったく考えたことがなかったので、自分にできるか自信がないというような返事をしたと思います。その頃、私は訪問看護師の一つのチームで主任という立場を務めていました。新人の育成やほかの訪問看護師をフォローしたりする役割も担っていましたが、それは看護業務の延長線上のことで、ステーションの管理者となるとまた別だと思いました。

当時の管理者の仕事も横でなんとなく見てはいましたが、職員の勤務の管理、お金の管理など、看護業務とはかなり質の違う仕事だなという印象で、お金の管理なんて全然やったことがない自分には難しいだろうというのが率直な気持ちでした。

ですが事業所の代表から、分からないことはなんでも教えるので安心していいということ、管理者になると看護師だけをしていたときとは違う視点をもてるようになるということとを聞いて、徐々にやりたい気持ちが芽生えました。できるかどうか分からないけど、とにかくやってみようと思うようになったのです。

現在は管理者になって3年になります。最近ようやく気持ちにも余裕が出てきました。新規の利用希望の依頼に対応したり、病院を退院して在宅に移る人なら病院のメディカルソーシャルワーカー、地域のケアマネジャーとやり取りをしたりと、管理者になると対外的な業務が多くなります。ステーション内のことでいえば、スタッフが安心して働けるように環境を整えるのも管理者の役割です。各スタッフの勤務スケジュールを管理するほか、何か困ったことがあれば看護師と一緒に利用者の家を訪問して相談にのったりもします。

訪問看護は病院のような疾患別の診療ではなく、対象はオールジャンルです。時には聞いたこともないような疾患の人がいたりするので、そういうときは知識のある看護師から情報を共有してもらったり、みんなで勉強会をしたりします。「こういう利用者もみられるようになるといいよね」と看護師の成長を後押しして、ステーション全体がステップアップしていけるようにと考えています。

心配していた予算や事業計画の立案なども、これまでの流れを基にチェックすべきポイントを教えてもらいながら、少しずつ覚えることができました。管理者をやってみて気づいたのは、看護師として培った力が管理者の業務でも十分に役立つということです。現状をアセスメントして、不安や気になる要素の原因を考えて対策を取るというのは、まさに看護師がしていることと同じだなと思います。

最近はステーションの顔として、地域の在宅医療の協議会に参加したりすることも増えました。地域の人や介護職を対象とした講演で、私が話したりすることもあります。管理者になって、自分たちのステーションの利用者だけに限らず、地域の人々のために自分に何ができるのか考えるようになり視野が広がったと感じています。

今は認定看護師を目指して勉強中

今年からは在宅ケア認定看護師の資格取得を目指して勉強をしています。

認定看護師の教育課程には特定行為研修というものが含まれています。この研修を受けて認定看護師になると、医師しか行うことができない気管カニューレの交換や胃ろうカテーテルの交換、脱水症状の輸液による補正、褥瘡ケアの一部の処置などが行えるようになります。こうした技術は難病や終末期の人の在宅生活を支えるうえでとても重要ですし、訪問回数が限られる医師に代わって訪問看護師が行うことで、ケアの質も高まります。

またほかの訪問看護師の指導・相談にあたるのも、認定看護師の役割の一つです。管理者として自信をもってスタッフを指導できるようになりたいと思い、在宅ケア認定看護師教育課程のある大学を受験し、春に入学しました。

認定看護師取得のカリキュラムでは集合研修やｅラーニングを活用した授業を通して、1年間でさまざまな科目を学びます。年度の前半は教科の座学が中心で、10月頃からは病院や介護保険施設、障害者施設などでの実習があります。そして年明けの認定審査に合格すれば認定看護師となるのです。

管理者をしながら1年間の勉強をするのは大変ですが、新しいことを学ぶ楽しさもあります。一緒に学んでいる看護師の仲間は経歴も年齢もさまざまですが、在宅ケアに高い意欲をもっている人ばかりで、とても良い刺激を受けています。

今は、授業や実習の時間を確保するためにステーションのスタッフにもいろいろと迷惑をかけていると思います。ですが「私が学ばせてもらったことをスタッフたちにも、そして地域の人々にも絶対に還元しよう」という気持ちで、日々勉強を続けています。

〈解説〉自発的な人材が育つ職場

キャリアパスが見えづらい病院看護師

病院勤務の看護師は、若手から中堅の看護師にとってキャリアの道筋が見えづらい傾向があります。

大きな要因としてあるのは看護師の高齢化です。日本看護協会のデータによると、今から20年以上前の1996年頃は、看護師の年齢構成は20~30代の若手の看護師が多く、上の年代の看護師が少ないピラミッド型でした。そのため、看護師としての経験が増えるとともに主任や看護部長といった役職がつき、それによって賃金も上昇していく見込みがありました。

それに対して２０２１年の看護師の年齢構成は、30代から40代が多く、20代の若手が少ない壺型と呼ばれるかたちに変化しています。このような構造だと、年齢が上がっても限られたポストに全員を割り振ることはできず、長く働いているのに役職もつかず賃金も上昇しないという職員が多くなってしまいます。

業務の負担や責任は増えているのに役職や賃金といった処遇には反映されないという状態が続くと、優秀で意欲のある看護師ほど将来のキャリアが見えず、モチベーションを失ってしまうことがあります。Wさんの場合も、まさにその典型だったのではないかと思います。

また育児や介護で退職して再就職した看護師の場合、退職前も含めてトータルの看護師経験は自分のほうが長いのに、再就職先の病院では新人であるため勤続年数の長い20代の若手看護師のもとで働かなければいけない、といったケースもあります。

昨今は医療機関の働き方改革が推進されていることもあり、多くの病院がそういった状況の改善に向けた取り組みを始めていますが、勤続年数のほかに看護師個人の能力やスキルを評価するしくみはまだ十分に整ってはいないと思います。

ブランクがあったり転職を経験したりした看護師でも、その人の能力や意欲がきちんと評価され、経験やスキルに応じて次の目標をもちながら意欲的に働き続けることができる看護師のキャリアパスの再設計が急務になっています。

訪問看護ステーションでは組織のリーダーになる道も

訪問看護ステーションでは病院よりもずっと少ない経験年数でも、責任のある立場や役職に挑戦できる可能性があります。

その理由は病院と訪問看護ステーションの組織の違いにあります。病院は、職員数は多いですが管理職は少ないのが特徴で、管理職になれる人は限られます。また多くの病院は病床数（受け入れる患者数）に合わせて職員数を決めています。病床数が増えることはあまりないため、病院が職員を増員するケースは少なく、必然的に管理職も増えないのです。

それに対して訪問看護ステーションは、もっと柔軟な組織です。利用者が増えれば職員を増やしながら規模を大きくしていくことも可能です。昨今訪問看護のニーズは増加し続けており、特に在宅ケアの質が高い訪問看護ステーションは病院や地域のケアマネジャーから信頼され、利用者が次第に集まってきます。そういう事業所では利用者増加とともに職員数も増やしていけるので、そこで若手（経験の少ない訪問看護師）を率いるリーダーの立場を任される看護師も多くなります。さらに組織が大きくなれば新しいステーションを別に立ち上げ、新たな管理者をおく場合もあります。つまり利用者数に応じてポストも増やすことができるため、意欲ある看護師が活躍できるステージも多くなるのです。

また訪問看護ステーションにはいろいろな背景・経歴の看護師がいるので、その職場での勤続年数はあまり関係がありません。訪問看護師としては数年の経験でも、ステーションの管理者という立場で活動できる人もいます。

Wさんのように実際の訪問看護の現場では、リーダーや管理者という役職に対して責任の重さやプレッシャーを心配して、自分にはとてもできないとためらってしまう看護師は少なくありません。しかし管理職になれば責任に応じて賃金も上昇しますし、管理職にならなければ経験できないやりがいや楽しさもあります。訪問看護師であれば、ケアできるのは自分が担当した利用者だけですが、管理職になれば職員を育てることで、自分の理想とするケアをより幅広い人に届けることができます。訪問看護師として働きながら昇進のチャンスがあったときは、ぜひ挑戦してみるべきだと思います。

訪問看護ステーションの管理者の仕事

看護師のリーダーはまだイメージできるけれど、訪問看護ステーションの管理者となるとどのようなことをするのかよく分からないという人も多いと思います。

まず、訪問看護ステーションの管理者になれるのは看護師または保健師です。看護師か保健師の有資格者であれば、就業年数にかかわらず管理者になれます。実際には訪問看護の経験がないと管理業務も困難なため、訪問看護の経験のある看護師が中心になっています。

管理者の責務については、「健康保険法　指定訪問看護の事業の人員及び運営に関する基準　第20条」に定められています。

1　指定訪問看護ステーションの管理者は、指定訪問看護ステーションの従業者の管理及び指定訪問看護の利用の申込みに係る調整、業務の実施状況の把握その他の管理を一元的に行うものとする。

2　指定訪問看護ステーションの管理者は、当該指定訪問看護ステーションの従事者にこの章の規定を遵守させるための必要な指揮命令を行うものとする。

具体的な業務はステーションの運営管理や職員の人事管理、顧客（利用者）管理のほか記録管理、衛生管理、安全管理、経営管理など多岐にわたります。病院の管理職と違うのは、ステーションの収支管理や予算決算などの経営管理があることです。

こうしてみると業務量が非常に多いと感じるかもしれませんが、要は職員が質の高いケアを行えるように労働条件や環境を管理すること、そして利用者が安心感・信頼感をもってサービスを利用できるように基盤を整えることという2つが管理者の業務の中心になります。

勤務している訪問看護ステーションの管理者になって管理業務を覚え、いずれは自分の訪問看護ステーションを立ち上げたいという夢をもつ看護師もいます。

在宅分野のスペシャリスト・認定看護師

訪問看護師のキャリアパスとしてはリーダーや管理者になるほかに、訪問看護師として専門性を高めるという方向性もあります。在宅ケア認定看護師もその一つです。

認定看護師制度は、日本看護協会が認定している高度な看護師資格です。看護師として5年以上の実務経験をもつ人が、同協会が定める教育課程を修め、認定審査に合格すると認定資格を得られます。5年ごとの更新制で、2021年12月時点で有資格者は2万2000人以上に上っています。

日本看護協会によると、制度の目的は「特定の看護分野における熟練した看護技術及び知識を用いて、あらゆる場で看護を必要とする対象に、水準の高い看護実践のできる認定看護師を社会に送り出すことにより、看護ケアの広がりと質の向上を図ること」、認定看護師の役割は「個人、家族及び集団に対して、高い臨床推論力と病態判断力に基づき、熟練した看護技術及び知識を用いて水準の高い看護を実践する。（実践）」「看護実践を通して看護職に対し指導を行う。（指導）」「看護職等に対しコンサルテーションを行う。（相談)」とされています。

現在、熟練した看護技術および知識を必要とする「認定看護分野」はA課程の21分野(2026年度で終了)と、2020年度から始まったB課程の19分野があります。「在宅ケア」はB課程の一つで、在宅ケア全般で必要となる専門技術を学べるようになっています。在宅ケア認定分野では生活の場におけるQOLの維持・向上とセルフケア支援、対象を取り巻くケアシステムの課題に対する解決策の提案、生活に焦点を当てた在宅療養移行支援および多職種との調整・協働、意思決定支援とQOLを高めるエンド・オブ・ライフケアなどについて学ぶことが可能です。そのほかにも、身体所見から病態を判断し、気管カニューレの交換や胃ろうカテーテルもしくは腸ろうカテーテルまたは胃ろうボタンの交換、褥瘡または慢性創傷の治療における血流のない壊死組織の除去が安全にできる知識・技術といったことも学べます。

そのほか「緩和ケア」「摂食嚥下障害看護」「皮膚・排泄ケア」なども、高齢者や難病の人の在宅生活を支えるのに有用な技術・知識ですし、がん、心不全、脳卒中、糖尿病、認知症といった疾患別の認定看護分野もあります。

このような高度な技術・知識を身につけ、その分野のスペシャリストとして学会発表をしたり、講習会の指導者として活躍していたりする訪問看護師もいます。

小規模の班体制で班ごとにリーダーを育成

私の会社では現在2つの訪問看護ステーションを運営しています。一つのステーションのなかでも少人数の班体制をつくり、班ごとにリーダー（主任）を決めています。一つの班は職員が合計十数人くらいの規模で、看護師とセラピストとでリーダー各1人、副リーダー各1人としています。

今は2つの訪問看護ステーションで合わせて3つの班がありますから、代表2人を除いて事業所全体の職員総勢36人のなかで、各ステーションのトップである管理者が2人、リーダー、副リーダーが合計12人です。管理者は2人とも30代で、副リーダーのなかには20代のスタッフもいます。病院勤務の場合、これだけ若い世代で管理職が構成されているところはほとんどないのではないかと思います。

管理者、リーダーたちはそれぞれ個性が異なりますが、訪問看護に1つの決まった正解はありません。それぞれの個性や看護観を活かした看護ケアを実現できるよう、チームのメンバーとともに活動してくれています。

もちろん訪問看護ステーションを開設した当初は、1つのステーションで、職員全体で1チームとして活動していました。活動を続けるうちに職員たちの看護ケアが地域の人々の信頼を受け、現在の規模に成長してきました。

しかしその過程では問題もありました。組織の規模が大きくなるほど職員間の情報共有や意思疎通、勤務管理などが複雑になります。会社としての理念や方針も伝わりにくくなり、規模の拡大とともにチームの一体感が薄れることに気づきました。そこである程度人数が多くなってきたら班を分けて、小規模のグループ単位で活動したほうが、スタッフも管理職の立場の職員も気持ちよく動けることが分かったのです。

結果的に管理者、リーダー、副リーダーとして率先して在宅ケアを考えられるスタッフが増え、とても良かったと感じています。チームで切磋琢磨しながら、お互いの良いところを学び合っていますし、事業所全体の活力が上がった気がします。
特に若いスタッフにとって管理者やリーダー、副リーダーの姿が、将来こんなふうに働けるようになりたい、という良いモデルとなり就業の継続意欲やキャリアの展望につながっているからではないかと考えています。

これからの時代に合った柔軟なキャリア支援も考えたい

現在は小規模の班のなかからより上位の役職にふさわしそうな人材を選び、私たちから昇進の打診をすることが多いですが、今後は看護師やセラピストのキャリア自体を、もっと柔軟に考えてもよいのではと思い始めています。

おそらくこれからの時代は、仕事のキャリアも働き方もますます多様化していきます。勉強を続けて職場内でどんどんキャリアアップしていきたい人もいれば、キャリアアップよりも短時間で働けることが大事という人もいます。また仕事はハードでも、独立を見据えて集中して働きたいという人も少なくないはずです。同じ職員であってもそのときの体調やライフステージなどによって、仕事のプライオリティは変わります。

職場内の役職も、役職のないスタッフを何年か経験したのちに副リーダー、リーダー、管理者と一直線に上がっていくものと考えてしまいがちですが、そういう常識を一度疑ってみることも必要ではないかと思っています。

リーダーや管理者をやってみたけれど自分には合わないと思えば、また一スタッフに戻ってもいいのです。逆に訪問看護の経験は少ないけれど、将来の独立を目指して管理者になりたいという熱意ある人がいれば挑戦できる――そのように個々の職員のそのときの希望や挑戦したいタイミングに合わせて、ふさわしい職位や業務を用意していけるような、新しい時代のキャリア支援を検討していくことが今後は重要になると思っています。

［visiting nurse story ⑦］

地域全体で患者をケア

多職種連携で看護の枠を超え、患者をトータルにケアできる

家族の介護経験から訪問看護師の道へ

●Hさん（30代・訪問看護歴5年）

私は今の訪問看護ステーションに勤務して、5年目になります。主任（リーダー）としてチームの8人の訪問看護師たちの指導やフォローにもあたっています。立場としてはいちおう主任ですが、職員からは仕事のこともプライベートの子育ての悩みなども、なんでも相談できる人と思われているのではと感じます。私も主任として至らないところや分からないことも結構あるのですが、できないことや分からないことがあるのは恥ずかしいことではない、みんなと一緒に考えて成長していけばいいという姿勢で、チームの仲間と楽しく仕事をしています。

私が訪問看護師になったのは、実家の母が認知症の祖母の介護を長くしていたという経験が大きいです。実家の母は自宅で10年以上、祖母の介護をしていました。祖母は後半の

4年くらいは寝たきりに近い状態になり、食事やトイレの介助をする母親の負担が大きくなったので、訪問看護師にもお世話になるようになりました。

当時私は看護学生でしたが、夏休みなどには自宅に来てくれていた訪問看護師の仕事を間近に見る機会もありました。祖母も母もその訪問看護師をとても信頼していて、家族と同じか、それ以上に慕っていたのを覚えています。私はそういう姿を見て、看護師の道へ進むことにしたのです。

卒業後はとりあえず民間の総合病院へ就職して5年間勤め、病院の移転が決まったのを機に転職することにしました。念願の訪問看護師になろうと訪問看護ステーションを探していたところ、縁があって今の職場で勤務することになったのです。

一人暮らしの高齢者を多職種連携で支援

訪問看護師になって実感しているのは、一人暮らしの高齢者がとても増えていることです。家族がいない人もいますし、息子や娘がいても遠方に住んでいるなどの理由で、自宅で一人で生活している高齢者がとても多くなっています。

私が担当した80代の男性のAさんもその一人です。

Aさんは70代のときに脳梗塞を経験しています。そのときは夫婦二人で生活していたため、病院での治療後は奥さんと二人で自宅で生活をしていました。受診が早かったこともあり、幸いにも大きな後遺症はなく自宅に戻れたそうです。

80代に入って奥さんが病気で亡くなり、その後Aさんは一人暮らしをするようになりました。そして83歳のときに外出先で倒れ、救急搬送されたのです。脳梗塞の再発でした。一命はとりとめたものの、このときは右半身の麻痺が残ってしまいました。

病院では退院後に自宅で一人暮らしをするのは難しいだろうという判断で、療養型病床や老人保健施設への入所を勧めたそうです。Aさんの家族としては息子が1人いますが、海外勤務をしているため自宅での介護は難しい状況でした。

しかし、Aさん本人はどうしても自分の家に帰りたいと強く訴えていて、困ったMSW（メディカルソーシャルワーカー）が私たちのステーションに連絡をしてきたのです。

私たちは病院へ行ってAさん本人とも話をし、Aさんの希望を受けて在宅生活の準備を進めることにしました。

Aさんのような一人暮らしの人の在宅生活では、特に地域の介護職との連携が大事です。私たちは地域包括支援センターと連絡を取り、ケアマネジャーをつけてもらえるよう依頼をしました。そして担当のケアマネジャーが中心になって要介護認定を受けるとともに、Aさんが自宅で生活するための環境整備を進めてもらいました。自宅に介護ベッドを入れたり玄関や廊下、トイレ、浴室に手すりを設置したりといった住宅改修も行いました。

またケアマネジャーと話し合い、Aさんの在宅生活を支えるケアプランを作成してもらいました。その結果、食事や掃除などの生活面は毎日ヘルパーが入ることとし、医療面では在宅医が定期訪問診療を行い、ほかに訪問看護が週1回、訪問リハビリも週2回の支援に入るというかたちになりました。

退院直後は、医療・介護のスタッフが入れ替わり立ち替わりでAさん宅を訪れ、慌ただしい雰囲気でしたが、1~2週間もするとAさんも自宅での生活のペースに慣れてきて、次第に穏やかな表情が増えていきました。

私が定期訪問で自宅を訪れると、若い頃の仕事の話や好きな野球チームなどについて話をしてくれることもよくありました。

ある日、普段のように他愛もない話をしていたところＡさんから突然、「Ｈさん、いつもありがとう。Ｈさんがいるから不自由な身体でも生きていられるよ」と真剣なまなざしで言われたのが、強く印象に残っています。

自宅での看取りに向けた支援にシフト

自宅での生活が3年近くなった頃、Ａさんは全身の状態が徐々に悪化していき、発熱をしたり体調を崩したりすることが多くなりました。自宅で過ごす時間もぼーっとしていて、反応が鈍いようなときも増えてきました。

肺炎を起こして何回か入院治療も受けましたが、入院のたびに「早く家に帰りたい」と意思表示をするので、私たちはＡさん本人と息子も含めて、今後の方針について話し合うことにしました。

まずはＡさんの息子が帰国していたタイミングで時間を取ってもらい、看取りについてもそろそろ考えたほうがいいこと、おそらくＡさん本人は自宅での看取りを希望されるという見込みを話しました。さらに訪問看護の時間にAさん自身にも、いよいよとなったときに病院で治療を受けたいか、家で過ごしたいかを確認したのです。同じ質問を何度も繰り返しましたが、Aさんの家にいたいという希望が変わることはありませんでした。息子も一時は迷っている様子もありましたが、最終的にはAさんの希望を尊重することを決意してくれました。

そこで私はケアマネジャーや医師と連携して、Aさんが最後まで自宅で過ごせるよう支援することにしました。それまで以上にAさんの体調の変化に注意し、何か気になることがあればすぐにケアマネジャーや医師と情報共有を行ったり、薬の量や種類について相談したりしたのです。また看取りに対する不安をもっていたAさんに、

「私たちがついていますから大丈夫ですよ」

と声を掛ける、身体の負担が少ない姿勢を考えて指導する、食事ややりたいことの希望を聞いて医師などと相談しながら可能な限りその希望を叶える、といった対応も行いました。ほかの職種の人たちと一丸になって、身体的・精神的にAさんを支えることに力を注いだのです。

それから半年ほどの間、Aさんは少し調子を取り戻していた時期もありました。しかし87歳の誕生日を過ぎた年の冬、いよいよ状態が悪くなってきたのです。在宅医の指示のもと、私たちは訪問看護の回数を増やして対応することになりました。Aさんの息子にも状況を連絡したところ、1カ月ほど仕事を休んでAさんに付き添ってくれることになりました。私たちは介護に不慣れなAさんの息子の心身の負担に気をつけながら、看取りまでの過程を支援しました。

ある朝、ステーションに臨終の知らせが届きました。

私たちが自宅に駆けつけると、Aさんの息子は静かに笑って、最期に親孝行ができたことへの感謝の言葉を伝えてくれました。

Aさんは私が訪問看護師になって初めて担当した利用者の一人ですから、別れはとてもつらかったです。ですが人が人生の終わりを迎えるにあたり、本人やその家族に必要なケアを提供できるのは訪問看護師だからこそ、とも思います。

私はAさんの看取りをきっかけに訪問看護師の意義を理解し、訪問看護師としてより成長していけるよう努力していこうと思うようになったのです。

〈解説〉個人ではなくチームで利用者をサポートする

多職種と連携し地域で人を支える仕事

訪問看護が病院の看護と大きく異なるのは「自宅で過ごす利用者の生活全体を支える」という視点です。そこで訪問看護師が理解しておくべきなのが地域包括ケアシステムの構想です。

地域包括ケアシステムとは、医療と介護とが連携して在宅生活する人を住み慣れた地域で切れ目なく支えていくしくみです。

厚生労働省「地域包括ケアシステム」では「団塊の世代が75歳以上となる2025年を目途に、重度な要介護状態となっても住み慣れた地域で自分らしい暮らしを人生の最後まで続けることができるよう、住まい・医療・介護・予防・生活支援が一体的に提供される地域包括ケアシステムの構築を実現」していくことや、「地域包括ケアシステムは、保険者である市町村や都道府県が、地域の自主性や主体性に基づき、地域の特性に応じて作り上げていくことが必要」と説明しています。
現在は全国それぞれの地域で地域包括ケアシステムが築かれ、地域の病院や在宅療養支援診療所、訪問看護ステーション、介護サービス事業所、保健所、地域包括支援センターなどが密に連携を取り合い、利用者に必要な医療・ケアを提供しています。

例えばAさんの場合のように病院で治療を終えて在宅に移って生活したいというときは、病院の主治医から在宅医や訪問看護師が医療情報の提供を受けます。かかりつけ医が「訪問看護指示書」を交付することで、初めて訪問看護サービスを利用できるようになります。

同時に、利用者の在宅生活を支えるために必要になるのが、介護保険サービスです。介護保険を利用するためには、利用者が住んでいる自治体の地域包括支援センターに相談し、介護認定審査会で要介護認定を受ける必要があります。さらに医療面と生活面を併せた全体の計画である「ケアプラン」をケアマネジャー（介護支援専門員）が交付することで、医療と介護が連携した全体的な支援提供が可能です。訪問看護や訪問リハビリも、介護保険を使用する場合は、ケアマネジャーが作成したケアプランに沿って計画的に訪問をしていくことになります。

ちなみに、訪問看護で使用する保険制度には、医療保険と介護保険の2つがあります。医療保険による訪問看護は年齢等にかかわらず、かかりつけ医が必要と判断した場合に訪問を行います。保険給付の対象となるのは原則1日1回、週3日までです。

ただし厚生労働大臣が認める難病等を抱える利用者は、週4日以上の訪問看護が利用できます。また急性増悪などで、かかりつけ医が特別訪問看護指示書を発行した場合は、14日を期限に毎日の訪問が可能です。難病の人の医療的ケアや、看取り期の訪問看護では、このような医療保険での訪問看護が多くなります。

一方の介護保険は、原則として65歳以上で要介護・要支援の認定を受けた人が対象になります（40～64歳で特定の病気のために要介護となった人も含まれる）。介護保険を使って訪問看護を行う場合、要介護度によって利用できる支給限度基準額があるため、その範囲内で訪問の回数などを計画します。

要介護度が低い体調の安定している人であれば、1週間から2週間に1回くらいの訪問になることもありますし、要介護度が高い人、医療的ケアが必要な人は訪問頻度が多くなります。

難病の人、障害の重い人の在宅生活を支える

地域包括ケアシステムにおいて、訪問看護師が関わる医療・介護の専門職は多岐にわたります。それぞれの役割を理解して、機能的で効率的な連携を考えていく必要があります。

【在宅生活に関わる医療・介護の専門職】

●かかりつけ医（在宅医）

計画的な訪問診療や臨時の往診を行う医師で、自宅や高齢者施設などで在宅生活をしている利用者の主治医となります。医療面での方針を決めるのが、かかりつけ医の役割です。訪問看護や訪問リハビリの指示を出すのもかかりつけ医です。

●**訪問看護師**

医師の指示のもと利用者宅を訪問して、自宅で生活を送るために必要な看護ケアを提供します。利用者ができるセルフケアを指導したり、家族など介護者に対して介護の仕方を指導したりすることもあります。かかりつけ医よりも利用者と接する時間が長く、利用者が受けたい医療の希望や看取りの方針確認などでも、中心的な役割を果たします。

●**訪問リハビリ専門職（理学療法士、作業療法士、言語聴覚士）**

医師の指示のもと利用者宅を訪問し、必要なリハビリの施術を行います。立つ・歩く・座るといった日常生活に不可欠な基本的動作のリハビリを行うのが理学療法士、食事や着替え、文字を書くなどの応用的な動作のリハビリをするのが作業療法士、話す・聞く・読む・理解するなどの言語に関する機能や、嚥下の機能の回復を図るのが言語聴覚士です。

●**訪問薬剤師**

利用者宅に処方された薬を届けたり、服薬指導を行ったりします。利用者が薬をきちんと飲めているか確認し、うまく服用できないときや薬が合っていない場合は、かかりつけ医に薬の形状や種類の変更を相談するのが訪問薬剤師の役割です。

●訪問歯科医師、歯科衛生士

利用者宅を訪問し、歯科診療や口腔ケアを行います。ものがうまく噛めないと栄養状態の悪化につながるため、虫歯の治療や入れ歯の製作・調整などをします。近年は歯周病と糖尿病などの全身疾患との関わりが知られるようになり、口腔ケアの重要性が再確認されています。歯科医師が摂食・嚥下機能を評価し、嚥下の訓練などをすることもあります。

●ケアマネジャー（介護支援専門員）

介護分野のキーパーソンがケアマネジャーです。利用者の要介護認定（要支援1・2、要介護1～5の7段階）に基づき生活支援のケアプラン（介護サービス計画書）の作成・遂行・見直しをします。ケアマネジャーは保健・医療・福祉の国家資格をもつ人や相談支援業務に従事する人がなれる公的資格です。看護師などの医療職のケアマネジャーもいますし、介護福祉士などの福祉分野の人もいて、ケアについての知識・方針はさまざまです。

●ホームヘルパー（訪問介護員）

介護保険サービスの利用者宅を訪問し、日常生活の支援をします。ヘルパーの仕事は大きく掃除、洗濯、調理、買い物や通院の付き添いといった「生活援助」と、食事、着替え、排泄の介助などの「身体介護」に分けられます。介護職員初任者研修、実務者研修（ともに公的資格）、介護福祉士（国家資格）などの有資格者がヘルパーとして働いています。一定の研修を受けた認定特定行為業務従事者は、痰の吸引や経管栄養が可能です。

●その他（生活相談員、保健師、福祉用具事業者など）

要介護認定やケアマネジャーの選定などで関わることが多いのが市区町村の地域包括支援センターの生活相談員です。また難病の人や医療的ケアを必要とする人の医療制度・福祉制度について詳しい保健師、介護保険サービス等で利用する福祉用具のレンタル・購入に関わる福祉用具事業者などとやり取りをすることもあります。

どの職種も地域包括ケアシステムには欠かせませんが、なかでも医療と生活の両方をみられる訪問看護師は、利用者を支えるうえで非常に重要な役割を担っています。

こうした医療・介護の連携により、以前であれば病院で療養することしかできなかった病状の重い人、重度の障害をもつ人も、現在は多くの場合、在宅で過ごすことができるようになっています。例えば、筋萎縮性側索硬化症（ＡＬＳ）のような神経難病の利用者も、少しずつ増えている印象です。ＡＬＳは手足や咽頭、呼吸などに使う筋肉が萎縮していく進行性の疾患です。有効な治療法はなく、症状が進むと人工呼吸器装着や経管栄養といった全面的な医療的ケアを必要とします。視力や聴力などの感覚神経、内臓機能などは保たれますが、徐々に身体が動かなくなりできないことが増えていくという経過のなかで、利用者本人も家族も葛藤を抱えながらの生活が続きます。そういう利用者や家族に対し、それぞれの住まいでどれだけ快適で充実した生活を送れるように支援できるかが、訪問看護師の腕の見せどころです。

また、がんの終末期の人も専門的な看護ケアが必要になります。がんの種類や病状によっても経過は異なりますが、一般に終末期といわれる状態になるとがん細胞から炎症物質が放出され、全身に慢性炎症が及んでさまざまな症状が現れます。

筋肉が萎縮して呼吸困難、嚥下困難が起こることもありますし、造血機能が低下しがん性貧血が起こることもあります。脳神経系の影響として、がん性疼痛や抑うつが見られることもよくあります。こうしたつらい症状をできるだけ和らげ、安楽に過ごせるようにするのが訪問看護師の役割です。

それと併せて、残された時間を充実したものにする支援も重要です。家族や親しい人と過ごせる時間を設けたり、その人がやりたいこと、治療中にできずにいたことを体験できるようにしたりするなど、全人的なケアを実践できるのは訪問看護師だからこそです。

看取りまで支援できるのは訪問看護の醍醐味

近年、訪問看護師の役割として大きな期待を寄せられているのは在宅看取りの支援です。

内閣府の調査（2017年）では「治る見込みがない病気になった場合、最後はどこで迎えたいか」という問いに対し54・6％、半数以上の国民が「自宅」を挙げており、医療機関や福祉施設と回答した人を大きく上回っています。人生の終わりこそ、住み慣れた自宅で自分らしく、心から安心して過ごしたいと思うのは当然の心理です。

それに対して、同年の実際に亡くなる場所の調査結果は「病院」が73％と大多数を占めています。最近は在宅での看取りが徐々に知られるようになっていますが、それでも自宅で亡くなる人は全体のなかで13・2％に過ぎません。老人ホームなどの高齢者施設での看取りを加えても、まだまだ「住み慣れた自宅での看取り」を実現できる人は、かなり少数派であることが分かります。

これは自宅で亡くなることに対して、本人も見送る側の家族も不安が強いことが一因だと想像します。そして在宅看取りのサポート体制についての知識がないと「とても家で看取りなんてできない」と諦めてしまいがちです。

こうした人生の最終段階を迎えた人に対し、看取り支援をできるのが訪問看護師です。在宅医と訪問看護師、そして介護の専門職とが連携して支えることで、たとえ一人暮らしの人でも在宅看取りが可能です。全国訪問看護事業協会が訪問看護ステーション利用者の死亡場所を調べた調査（2013年）では、56・3％と半数以上の人が「自宅」で亡くなっているとのデータもあります。「最期は自宅で過ごしたい」という多くの国民の願いを叶えることができるのが、訪問看護だといえます。

終末期や看取りの支援はチームで対応

実際には、終末期から看取りにかけては在宅医・訪問看護師と担当のケアマネジャー、ヘルパーが一つのチームとなって、それぞれの役割に応じて活動していきます。

【終末期から看取り期の訪問看護師の役割】

- 利用者の心身の状態を把握してかかりつけ医に医療情報を提供し、緩和ケアを行う。
- ケアマネジャー、ヘルパーと連携し、適切な身体介護や生活援助を提供する。
- 利用者と家族のゆれる気持ちに寄り添い、受けたい医療や看取り場所についての意思決定のプロセスを支援する。
- 看取りに不安を抱く家族に対して具体的な介助法を指導、心情を受け止めて支援する。
- 寄付や臓器提供、本人・家族が最期にしたいことの実現といった社会的支援を行う。
- 臨終時の対応とエンゼルケアの実施。

●遺族に対するグリーフケアを行う。

以前に、私のステーションの訪問看護師たちに、看取り支援などの命に関わる難しい支援を負担に感じることがあるか尋ねてみたことがあります。すると返ってきたのは「看取り支援を困難と思ったことはない。むしろ難しい支援ほど、訪問看護師としてのやりがいを感じる」という答えでした。

実際に在宅看取りを経験することで、訪問看護師が一段と成長していると感じることは多々あります。一人の利用者の人生の終わりに寄り添い、本人・家族・チームのメンバーとともに看取りを最後までやり遂げたという経験が、訪問看護師に大きな達成感・充実感を与えるのだろうと思います。

病気や障害を抱えながら生きる人も人生を終えようとしている人もトータルにケアすることができ、専門職としても人としても成長していけるのが訪問看護師という仕事なのです。

エピローグ　看護師がやりがいを発揮し輝ける訪問看護

理想の医療・ケアを求めて

私はもともと病院勤務の作業療法士で、医師でも看護師でも高齢者施設の運営者でもありませんでした。そんな私がなぜ訪問看護ステーションを設立しようと思ったのか――その原動力は「自分たちでやりたい医療・ケアを提供するには、自分たちで訪問看護ステーションをつくるしかない」という思いでした。私は病院で行える医療に、さまざまな点で限界を感じていたのです。

病院でのリハビリは一律の時間・回数しか介入することができません。本来は一人ひとりの身体状態もリハビリに必要な時間も異なるはずです。しかし、既定のリハビリ時間を少しでもオーバーすれば「早く次の患者をみなさい」と上司に言われるのが常でした。

また限られた時間でリハビリ効果を上げるためには、セラピストにも高い技術が必要です。同じ60分という枠でも、熟練した技術をもつ人が施術した場合とそうでない人が行った場合はまったく違う結果になります。しかし技術を磨くためにセラピストの有志が勤務後に残って勉強していると「残業を増やすな、早く帰れ」と言われる始末です。院内で評価されるのは技術が高いセラピストではなく、勤務時間内に施術の数を多くこなせる人でした。

要するに目の前の患者を良くすることよりも、病院というシステムに合わせて働くことが優先される現実に直面し、このまま病院にいても自分のやりたいケアはできないということを痛感したのです。そこで自分の考えるケアを提供するためにどんな方法があるのかを考え続け、結果的にたどり着いた答えが訪問看護ステーションの設立でした。

そこから私は同じ病院に勤務していて、同じ思いを抱いていた理学療法士の男性とともに、訪問看護ステーションでの勤務を始めました。実際の現場で訪問看護の業務を学ぶかたわら、事業計画書を書いて銀行に融資を取りつけるなどして準備に奔走したのです。

計画をスタートして1年ほどで、ステーションの設立にこぎ着けることができました。

見たこともない額の借金を背負っての新事業ですから、開設当初のプレッシャーはすごいものがありました。私たちの給与は月5万円で、貯金を取り崩しながら生活をしていた時期もあります。地域のケアマネジャーや介護サービス事業所などへの営業活動も本当に必死です。30代のセラピスト2人が営業に行っても、得体が知れないと思われたのか当初はほとんど相手にしてもらえませんでした。しかしそれでも懲りずに営業を続けていくうちに、私たちの専門である訪問リハビリを中心に、少しずつ依頼が入るようになりました。

そしてそれぞれの現場で訪問看護も含めて私たちの考える理想の医療・ケアを提供していったところ、現在のように地域の人々から多数の依頼が舞い込むようになったのです。

「質の高い医療・ケアの提供」「職員が気持ちよく働ける職場づくり」という2本の柱

私たちが事業所を運営するうえで大事にしてきたことは2つあります。

1つは利用者本位の質の高い医療・ケアを提供すること、もう1つは医療職の職員が意欲をもって気持ちよく長く働ける職場環境をつくることです。

利用者本位の質の高い医療・ケアを提供することについては、私たちが今の事業所を立ち上げるに至った根本の理念です。私は医療専門職として、目の前の利用者に対して自分は何ができるのかということを常に問い続ける組織でありたいと思っています。またプロとして利用者から報酬を受け取る以上、それにふさわしい技術・サービスを提供したいとも考えています。そのために職員の人材育成やスキルアップに力を入れています。

例えば60分の訪問看護や訪問リハビリで1回訪問をすれば、内容はどんなものでも私たちは1回分の診療報酬を得られます。ただかたちばかりのケアの真似事をするだけでも、しっかりしたアセスメントと計画に基づいた充実したケアを行っても、報酬は同じです。ですが私たちは報酬分のサービスを提供するのは当たり前で、できるなら報酬分以上を提供したいと考えています。それが人に信頼され、世の中に貢献するということだと思うからです。そういう私たちの理念に共感してくれた仲間たちと一緒に、これまで活動を続けてきています。

2つ目の医療職の職員が意欲をもって気持ちよく長く働ける職場環境をつくることについては、病院時代に優秀で意欲の高い人ほど今の病院医療に失望し退職してしまうことに心を痛めた経験が背景にあります。その経験から意欲ある職員がやりたい医療・ケアをできること、無理なく働き続けられる環境をつくることを重視するようになったのです。

特に訪問看護師は女性が中心で、出産や子育てに体力・時間を割かなければならない時期があります。育児のほかにも介護や自身の体調不良など、さまざまな事情を抱える人もいます。訪問看護師が仕事を続けて成長していくためには、プライベートと両立できる働き方が不可欠です。

そこで私たちは職員の声を聞きながら、どういう制度やしくみがあれば働き続けられるのかを検討してきました。結果的に、残業なし、有給も30分単位で取得できるなど、メリハリのある柔軟な働き方を実現できるようになりました。

ネットなどには、訪問看護業界は人手不足が常態化して、残業や人間関係の軋轢も多いといったネガティブな情報が溢れています。しかし私は、それはトップの意識次第で変えられると思っています。無理に診療報酬を稼ぐことより、職員が満足して働けることを大切にすれば、労働条件も職場の雰囲気も自ずと変わっていきます。

訪問看護ステーションを「地域の健康相談所」に

私たちは職員一同、一人ひとりの利用者に充実したサービスを提供しているという自負があります。ですが現状に甘んじることなく、今後もさらにサービスの質や内容を進化させていきたいと考えています。

今後取り組みたいことの1つは、保険制度の枠にとらわれない自費サービスの展開です。介護保険・医療保険を使用した介護サービスは病院よりも自由度が高いとはいえ、やはり制限もあります。

例えば終末期の人から、最後に家族と旅行をしたいとか、昔よく行った思い出のレストランでもう一度食事をしたいといった希望が出てくることがあります。しかし保険制度内では時間などの制限から、こうした外出に訪問看護師を同行させられないケースが大半です。現状、それを実現するには看護師派遣などの自費サービスだけを手掛ける別の事業者を利用しなければなりません。

そこで私たちは、定期的に訪問している看護師が利用者の旅行などにも同行できるような自費サービスの導入を検討しています。

そもそも終末期の人が外出をするのは簡単なことではありません。移動手段も限られますし、急変にも対処できるよう細心の準備が必要です。そういうリスクのあるイベントになるので、普段の体調を知っている看護師が同行できれば利用者も家族も安心感が違うはずです。また訪問看護師にとっても利用者・家族の希望に沿った支援ができるのは、大きなやりがいになります。


今後展開する事業の2つ目として考えているのは、すでに準備を進めている医療的ケア児の通所介護施設（小児デイ）をつくることです。

痰の吸引や経管栄養などの医療的ケアを必要とする子どもを医療的ケア児といいます。医療の進化に伴い医療的ケア児は徐々に増えており、その数は2019年時点で2万人を超えています。高齢者や難病の人と同じように、最近は医療的ケア児も病院ではなく在宅で生活したいという人が増えています。しかし訪問看護ステーションでも小児のケアには対応していないところが多く、小児にも対応している私たちの事業所では医療的ケア児の割合が少しずつ増えています。

また医療的ケア児の成長・発達を社会で支えるしくみもまだまだ乏しく、医療的ケアがあると保育施設にも入れないという状況が続いています。こうした医療的ケア児とその家族をサポートするために、まずは小児デイ施設の開設を計画しているのです。そしてゆくゆくは医療的ケア児が通える保育所も開きたいと考えています。

たとえ病気や重い障害があっても、子どもたちがその子のペースで成長していくのを応援できるような施設やサービスを充実させていきたいと考えています。


そして私たちの一番の目標は、文字どおり地域に根づいた訪問看護ステーションになることです。

訪問看護ステーションを運営するうえでは地域との協働が欠かせません。私たちは今も地域との連携を取りながら活動していますが、まだまだ本当の意味で地域に根づけてはいない気がしています。というのは、地域のなかでも訪問看護サービスを利用している家庭以外には、訪問看護ステーションの存在があまり知られていないからです。

訪問看護ステーションというくらいですから、本来はオープンスペースで誰でも立ち寄れる場所であったほうがいいはずです。地域の人たちが自分や家族の健康で気になることがあるときに気軽に立ち寄って看護師へ相談ができる、そんな健康相談所のような場所になれたらいいのではないかと思います。

もっといえばコーヒーがただで飲めて町の人たちが時間のあるときに訪れるような、休憩所的な存在でもいいと思います。子どもから認知症の高齢者まで誰もが立ち寄って気軽に話をでき、そのなかでケアが必要な人がいれば必要な支援に結び付けることもできるというイメージです。さらには、そこに来れば健康な人も障害のある人も自然にお互いを理解し受け入れるようになる、いわば地域の人々のつながりの拠点になれたらという思いもあります。

そのために私たちは今後も職員たちと力を合わせながら、進化のための努力を続けていくつもりです。

加藤 祐一（かとう ゆういち）

1978年京都府に生まれる。2006年大阪医療福祉専門学校作業療法士学科を卒業し京都回生病院の作業療法士となる。2010年大阪教育大学大学院教育学研究科修了。京都回生病院入職時に現在の共同経営者である高木泰宏氏と出会い、真面目に患者に向き合う人が退職していってしまう労働環境に疑問をもち、二人で真剣に患者に向き合う人がしっかり働ける職場をつくりたいという志を抱く。その後、医療法人穂翔会村田病院、華リハ訪問看護ステーション、リハビリ訪問看護ステーションココアを経て、高木氏とともに2014年に株式会社エッセンスを設立。病気や障害と付き合いながらこれからどのように歩んでいくのか、ともに悩み、ともに考える、利用者の気持ちに寄り添った看護を貫いている。現在、京都市内に結ノ歩訪問看護ステーション、結ノ歩訪問看護ステーション東山、2カ所の事業所を構え、およそ460人の利用者に対応している。今後、京都市内で事業所を増やしていく予定。

本書についての
ご意見・ご感想はコチラ

夢を叶える訪問看護

二〇二三年一月三一日 第一刷発行

著　者　加藤祐一
発行人　久保田貴幸
発行元　株式会社 幻冬舎メディアコンサルティング
〒一五一-〇〇五一 東京都渋谷区千駄ヶ谷四-九-七
電話 〇三-五四一一-六四四〇（編集）
発売元　株式会社 幻冬舎
〒一五一-〇〇五一 東京都渋谷区千駄ヶ谷四-九-七
電話 〇三-五四一一-六二二二（営業）
印刷・製本　中央精版印刷株式会社
装　丁　田口美希
装　画　橋本沙和

Printed in Japan ISBN 978-4-344-94151-9 C0247
幻冬舎メディアコンサルティングHP https://www.gentosha-mc.com/